教师教育系列教材

学前人体解剖生理学
(微课版)

吴明宇　王骥昊　主　编

刚　爽　苏雅婕

姚　卓　赵悦同　副主编

清华大学出版社

北京

内 容 简 介

本书是师范院校学前教育专业的基础教材，学前人体解剖生理学是学前教育专业的基础理论必修课。本书共分为十一章，分别为人体基本结构概述、运动系统、呼吸系统、消化系统、循环系统、泌尿系统、内分泌系统、神经系统、感觉器官、生殖系统及实验部分。本书主要从三个方面介绍了人体结构和生理学的相关知识，包括人体的基本结构和功能、学前儿童的结构和生理特点及学前儿童的保健。本书内容浅显易懂、图文并茂、重点突出，是学前教育专业其他学科，如学前儿童保育学、学前儿童健康教育、学前心理学、游戏论、幼儿园科学教育等相关课程的基础必修课，同时也是幼儿园教师和学前儿童家长了解儿童生理特点的专业理论书籍。本书的最大特色是配有微视频，生动讲解了各系统基础知识和学前儿童的生理特点，另外还有实验内容供学习者参考。

图书在版编目(CIP)数据

学前人体解剖生理学：微课版/吴明宇，王骥昊主编. —北京：清华大学出版社，2022.6(2024.8重印)
教师教育系列教材
ISBN 978-7-302-60246-0

Ⅰ. ①学…　Ⅱ. ①吴…　②王…　Ⅲ. ①人体解剖学—人体生理学—师资培训—教材　Ⅳ. ①R324

中国版本图书馆 CIP 数据核字(2022)第 035955 号

责任编辑：陈冬梅
装帧设计：刘孝琼
责任校对：么丽娟
责任印制：杨　艳

出版发行：清华大学出版社
　　　　　　网　　　址：https://www.tup.com.cn，https://www.wqxuetang.com
　　　　　　地　　　址：北京清华大学学研大厦 A 座　　　　邮　　编：100084
　　　　　　社 总 机：010-83470000　　　　　　　　　邮　　购：010-62786544
　　　　　　投稿与读者服务：010-62776969，c-service@tup.tsinghua.edu.cn
　　　　　　质量反馈：010-62772015，zhiliang@tup.tsinghua.edu.cn
　　　　　　课件下载：https://www.tup.com.cn，010-62791865
印 装 者：三河市人民印务有限公司
经　　销：全国新华书店
开　　本：185mm×260mm　　印　张：12　　　　字　数：292 千字
版　　次：2022 年 6 月第 1 版　　　　　　　印　次：2024 年 8 月第 4 次印刷
定　　价：39.80 元

产品编号：088424-01

前　　言

习近平总书记在中国共产党第二十次全国代表大会上的报告中明确指出，要办好人民满意的教育，全面贯彻党的教育方针，落实立德树人根本任务，培养德智体美劳全面发展的社会主义建设者和接班人，加快建设高质量教育体系，发展素质教育，促进教育公平。本教材在编写过程中深刻领会党对高校教育工作的指导意见，认真执行党对高校人才培养的具体要求。

学前教育是以培养具有良好思想道德品质、扎实的学前教育专业知识，能在保教机构、教育行政部门以及其他相关机构从事保教、研究和管理等方面工作的复合型人才为目标的一门专业学科。学前人体解剖生理学是高等师范院校学前教育专业的基础课程之一，是学前专业的必修课或选修课，同时它又与学前教育专业中其他学科紧密相关，直接关系到学生后续课程的学习，如学前儿童保育学、学前心理学、学前卫生学及学前教育四大领域中的健康教育、科学教育等，都需要掌握和了解儿童解剖知识和生理特点，是学前教育专业继续深入研究学习的理论基础。在学前教育专业开设学前人体解剖生理学课程，有利于学生适应社会需求，适应我国基础教育改革，适应师范教育改革的要求，为学前教育培养具备科学素养，德、智、体、美全面发展的合格幼儿教师，对推动我国的基础教育建设具有重要意义。

学前阶段是儿童身体发育、心理成长最快的时期，适当、正确的学前教育对儿童以后的发展具有重要意义。人体解剖生理学知识是学前教育专业学生必须理解和掌握的内容，目前，在教材使用上，没有专门针对学前教育专业的解剖教材，使用医学专业的人体解剖生理学教材，难度过大，学生用起来吃力；使用非医学专业的人体解剖生理学教材，侧重点又不同。本书以学前教育专业学生为使用对象，帮助其初步了解人体各系统基本结构和生理特点，重点讲解学前儿童的解剖生理特点和保健知识，浅显易懂，插图丰富，课前有学习目标，重点、难点介绍，课后有本章小结和思考题，每一章附有电子版课件和思考题答案，还有讲解学前儿童生理特点的微课小视频，便于学习者记忆和理解。同时本书最后精心准备了配合理论教学的实验内容，供教师选用，供学习者参考实践。

参加本书编写的是多年从事人体解剖生理学教学的教师，这些教师同时也兼任学前教育专业其他学科的教学工作，对学前教育专业基础知识架构有比较全面的了解和把握。全书共分十一章，第一、二章由沈阳大学吴明宇编写；第六、七、八章由陆军军医大学士官学校人体与生命教研室王骥昊编写；第四、九章由沈阳大学苏雅婕编写；第三、五章由沈阳大学姚卓编写；第十章由泰州学院学前专业赵悦同编写；第十一章由刚爽、姚卓、苏雅捷编写；书中插图由沈阳大学牛宝玉修改；微视频课程由沈阳大学学前教育专业 2018 级学生制作。

由于我们的知识水平有限，本书难免存在不足，恳请读者在使用过程中提出批评和指正，以便再版时修正。

编 者

目 录

第一章　人体基本结构概述

人体解剖生理学由人体解剖学和人体生理学组成。人体解剖学是研究和阐明正常人体形态结构和发生发育规律的科学；人体生理学是研究正常人体生命活动规律和生理功能的科学。结构与功能是生物体的两个不同侧面，二者联系密切，结构是功能的物质基础，功能是物质的运动形式。例如，心脏是由心肌构成的，有左心房、右心房和左心室、右心室，还有防止血液倒流的瓣膜等组成部分。心肌细胞能一缩一舒地运动，而瓣膜的结构适合于血液在其中朝着一个方向流动，这样，心脏就好像一个动力泵，推动血液在血管内周而复始地循环。学习人体解剖生理学的目的就是让学生更全面、更深刻地理解生命的物质结构和活动规律，掌握解剖生理学的基本知识、基本理论和基本技能，为掌握相关的专业知识奠定必要的基础。

人体最基本的功能单位是细胞。由许多形态相似的细胞和细胞间质按一定方式组成并且具有一定机能的结构称为组织。人体有四种基本组织，即上皮组织、结缔组织、肌组织和神经组织。几种不同的组织结合成具有一定形态和机能的结构为器官，如心、肺、肾和胃等。若干器官联合在一起完成一个共同的生理机能，构成系统。人体结构按其功能可分为九大系统，即运动、呼吸、消化、循环、泌尿、内分泌、神经、感觉器官、生殖等系统。各系统在神经、体液的调节下，彼此联系，互相影响，构成一个完整的有机体。

第一节　细　　胞

一、细胞的结构和功能

人体细胞是人体结构和生理功能的基本单位，是生长、发育的基础。人体细胞形态多样，有球形、方形、柱状形等。其大小差异很大，大多数细胞直径仅有几微米，有的可达到 100 微米以上。尽管细胞的形态、大小各异，但其结构基本相同。

细胞由细胞膜、细胞质和细胞核组成。细胞膜是包围在细胞最外面的一层薄膜，又称为质膜。细胞膜将细胞与外界环境分隔开，使细胞具有相对独立和稳定的内环境，同时在细胞与环境之间进行物质运输、能量转换及信号传导等过程中也发挥着重要作用。细胞质是指存在于细胞膜和细胞核之间的物质，由细胞质基质、细胞器和包含物组成，是细胞进行新陈代谢的主要场所。细胞核是细胞中最大、最重要的有形部分，是细胞活动的控制中心，在细胞的代谢、生长、发育、繁殖和分化中起着重要作用。在电子显微镜下，可见细胞核由核膜、核仁、染色质和核基质组成。除成熟的红细胞和血小板外，所有细胞都至少有一个细胞核，细胞核是调节细胞生命活动，控制分裂、分化、遗传、变异的中心。

二、细胞的数量和成分

人体细胞有 40 万亿～60 万亿个，细胞的平均直径在 5～200 微米。人体由体细胞和生殖细胞组成。细胞增殖是通过细胞分裂的形式实现的，是机体生长发育的基础。人类的细胞分裂主要包括有丝分裂和减数分裂。有丝分裂是人类体细胞的主要分裂方式，减数分裂是人类生殖细胞的分裂方式。人体细胞最初由 1 个成熟受精卵细胞开始，分裂为 2 个细胞，继而以几何级数分裂，直至数百万亿个细胞，从而发育成人的健康机体。

人体内细胞并不是一成不变的，而是时时刻刻变化的，细胞在不断衰老死亡的同时又不断更新生成新的细胞。细胞的寿命长短不一，肠黏膜细胞的寿命为 3 天，味蕾细胞的寿命为 10 天，肝细胞的寿命为 150 天，指甲细胞的寿命为 6～10 个月，而脑、骨髓、眼睛里的神经细胞的寿命有几十年，同人体寿命几乎相等。血液中的白细胞有的只能活几小时。

组成细胞的化学元素共有几十种，其中碳、氢、氧、氮四种元素含量最多，其次有钙、镁、钾、钠、磷、硫、氯、铁等元素，此外，还有一些微量元素，如铜、锌、碘等。细胞利用这些化学元素合成其基本的化学成分——无机化合物和有机化合物。构成人体的细胞有大有小，较大的细胞如成熟卵细胞，单个直径约 100 微米；较小的细胞如淋巴细胞，单个直径只有 5 微米。细胞体积微小，必须借助显微镜才能看到。细胞的形态多种多样，有球形、扁平形、立方形、柱状形、锥体形和不规则形等。细胞的形态与其生理功能和所处的环境相适应。例如，血液中的红细胞呈双面凹陷的圆盘形，能携带更多的氧气和二氧化碳；肌细胞呈长圆柱形或梭形，能收缩和舒张；神经细胞则为多突起细胞，具有传导功能。

第二节　组织、器官和系统

在人体胚胎发育的早期，所有细胞的形态结构基本相似。随着胚胎的发育，细胞在形态结构和功能方面逐渐出现差异。细胞从原始、简单、一致性的状态发展变化为成熟、复杂和差异的过程，称为分化。结构相似和功能相关的细胞和细胞间质，集合而形成组织。根据组织在起源、结构和功能上的特点，人体组织可分为上皮组织(epithelial tissue)、结缔组织(connective tissue)、肌组织(muscular tissue)和神经组织(nervous tissue)四种基本组织。人体的每一个器官基本上都是由这四种组织组成的。

一、组织

(一)上皮组织

上皮组织由许多密集的上皮细胞和少量的细胞间质相互连接而成，覆盖于身体表面及体内各种管道(消化道、呼吸道和血管等)和囊腔(胸膜腔、腹膜腔等)的内面，具有保护、分泌、吸收、气体交换和排泄等功能。

上皮细胞排列整齐并具有极性，它的一极面向表面或器官的腔面称为游离面，另一极与深部结缔组织附着的部分称为基底面。上皮组织和结缔组织之间以一层基膜相分隔。上皮组织的极性对于上皮的保护、分泌和吸收等功能活动都具有一定的生理意义。人体上皮组织内无血管，其营养一般由深层结缔组织中的血管供给。

人体内不同部位上皮的功能各有差别，如分布在体表的上皮以保护功能为主，消化道内的上皮除具有保护功能外，还有分泌、吸收等功能；有的上皮组织，从表面生长到深部结缔组织中去，分化成为具有分泌功能的腺上皮。

上皮组织按其形态与功能的不同，分为被覆上皮和腺上皮两大类。被覆上皮覆盖在人体和各种内脏器官的表面及管道的腔面，主要有保护、吸收作用，如表皮、黏膜上皮。组成上皮的细胞层数及细胞形状不同，被覆上皮又称为单层(扁平、立方、柱状)上皮、复层上皮、假复层纤毛柱状上皮等；腺上皮主要有分泌各种液体的作用。由各种腺上皮在分化过程中形成与上皮相连的有导管和无导管的腺体，分别称为外分泌腺(如汗腺、消化腺等)和内分泌腺(如甲状腺、肾上腺等)。

1. 被覆上皮

被覆上皮又分为单层上皮、假复层纤毛柱状上皮与复层上皮。

1) 单层上皮

(1) 单层扁平上皮：是由一层扁平细胞组成。被覆在心血管腔面的扁平上皮，很薄，表面光滑，有利于血液流动，也有利于上皮细胞内外的物质交换，通常称为内皮。被覆在胸膜腔、腹膜腔表面及一些内脏器官表面的上皮也很薄，能生成少量浆液，保持湿润、光滑，减少胸膜腔的腔面与器官之间的摩擦，便于内脏活动，此种上皮通常称为间皮，如图 1-1 所示。

(2) 单层立方上皮：是由一层立方细胞组成。如分布于甲状腺、肾小管的上皮。这种上皮具有分泌和吸收功能，如图 1-2 所示。

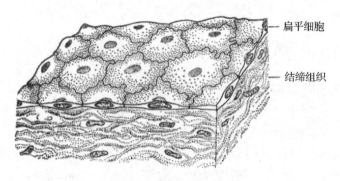

图 1-1　单层扁平上皮

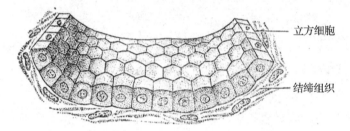

图 1-2　单层立方上皮

(3) 单层柱状上皮：是由一层柱状细胞组成，如被覆在胃肠道、子宫等腔面的上皮(见图 1-3)。这种上皮具有分泌与吸收等功能。

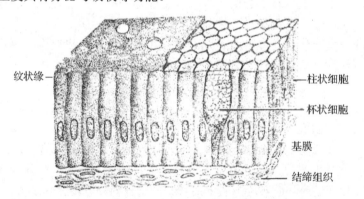

图 1-3　单层柱状上皮

2) 假复层纤毛柱状上皮

假复层纤毛柱状上皮的细胞高低不一，都排列在同一基底面上，细胞核的位置也高低不同，在切片中形似多层的细胞层，但实际只有一层细胞，故称假复层。这种上皮的顶端常附有纤毛，故称假复层纤毛柱状上皮。例如，气管上皮，如图 1-4 所示。

3) 复层上皮

复层上皮由许多层上皮细胞构成，包括复层扁平上皮和变移上皮。

(1) 复层扁平上皮：又称复层鳞状上皮，是由十余层至数十层细胞组成，广泛地分布于人体表面，组成皮肤的表皮层。与外环境相接触的口唇、肛门、阴道等处的上皮也是复层扁平上皮，如图 1-5 所示。

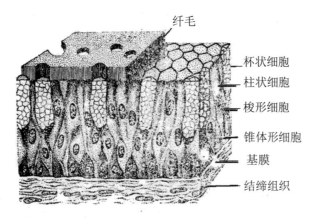

图 1-4 假复层纤毛柱状上皮

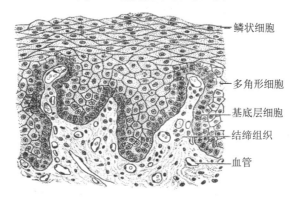

图 1-5 复层扁平上皮

(2) 变移上皮：主要分布于输尿管与膀胱的内腔面，往往随着器官的收缩与膨胀而改变，故称为变移上皮，如图 1-6 所示。

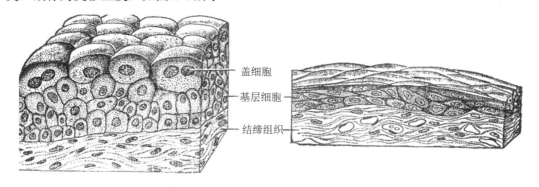

图 1-6 变移上皮

2. 腺上皮

以分泌作用为主要功能的上皮称为腺上皮。腺上皮的细胞称为腺细胞。以腺上皮作为主要成分的器官称为腺体。腺体有两种，分别是外分泌腺和内分泌腺。腺上皮的不同分化形式，如图 1-7 所示。

1) 内分泌腺

内分泌腺由一团有分泌能力的腺细胞组成。在上皮分化过程中，由部分细胞向深部凹陷，与原来上皮相分离形成。因此，这种腺体是无导管的腺体，故又称无管腺，如甲状腺、肾上腺、胰岛等。内分泌腺所分泌的特殊物质称为激素，如甲状腺素、肾上腺素、胰岛素等。分泌物进入细胞周围血管，经血液输送到身体各器官的组织，能兴奋或抑制这些组织有关的生理、生化活动。

2) 外分泌腺

外分泌腺由导管和腺泡组成，又称为有管腺，如腮腺分泌的唾液，经导管输入口腔；胰腺分泌的胰液，经导管输入肠腔。

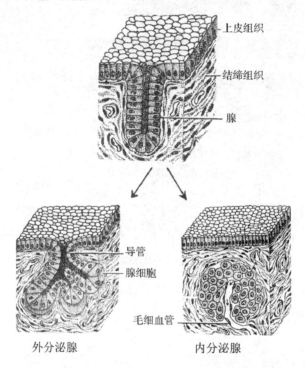

上皮组织
结缔组织
腺

导管
腺细胞

毛细血管

外分泌腺　　　　　内分泌腺

图 1-7　腺的分化

(二)结缔组织

结缔组织由细胞和大量细胞间质构成。细胞间质包括基质与纤维两种成分，基质呈均质状，纤维呈细丝状。细胞的种类较多，分散在细胞间质中，没有极性的表现。

结缔组织分布很广，形态多样。例如：真皮、皮、筋膜、肌腱、韧带、淋巴组织、脂肪组织、血液、软骨、骨等均属于结缔组织。根据组织结构的不同，固有结缔组织分为疏松结缔组织、致密结缔组织、脂肪组织、网状结缔组织等类型。

疏松结缔组织是结缔组织中最主要的一种，分布非常广泛，存在于器官与器官之间、组织与组织之间，血管、淋巴管、神经通过的地方均有疏松结缔组织。除了具有支持、联系、缓冲等作用外，血液中的营养物质与组织的代谢产物均通过疏松结缔组织互相交换。疏松结缔组织内含有成纤维细胞、巨噬细胞、肥大细胞、浆细胞等各种细胞。细胞之间则为间质，间质中有胶原、弹性、网状等纤维和基质，如图 1-8 所示。

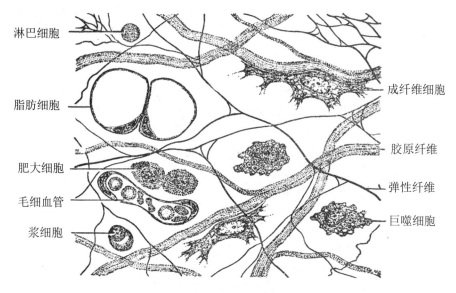

淋巴细胞

脂肪细胞

肥大细胞

毛细血管

浆细胞

成纤维细胞

胶原纤维

弹性纤维

巨噬细胞

图 1-8　疏松结缔组织

(三)肌组织

肌组织由肌细胞组成。肌细胞细长如纤维，所以又称肌纤维。各种肌组织的肌细胞核的形状、数量和位置是不同的。肌细胞质又称肌浆，内有无数纵行排列的细丝状纤维，称为肌原纤维。肌原纤维有收缩与舒张的作用。肌肉的收缩与舒张构成躯体和各种器官的运动，如四肢运动、胃肠蠕动、膀胱排尿、心脏搏动等。

肌细胞间还有少量的疏松结缔组织、神经和血管等，对肌组织起保护、联系、营养、支配等作用。肌组织有平滑肌、心肌和骨骼肌三种。

1. 平滑肌

肌细胞呈长梭形，有一个椭圆形核，位于细胞中央。肌原纤维排列细密而均匀，如图 1-9 所示。平滑肌主要分布于内脏器官和血管壁内。平滑肌收缩徐缓而持久，有较大的伸展性，有利于胃、膀胱等内脏器官的充盈与排空。平滑肌对化学物质很敏感，接受植物性神经的调节。

2. 心肌

心肌是组成心脏的肌肉层。心肌细胞呈细长圆柱形，有分支，分支互相连接呈网状。细胞核位于细胞中央。心肌纤维有横纹。间隔一定距离可见阶梯形的特殊横纹，称为闰盘。电子显微镜观察证明，闰盘是相邻两个肌细胞的分界与连接处，如图 1-10 所示。心肌收缩较平滑肌快而有规律，并接受植物性神经的调节。

3. 骨骼肌

肌腱附于骨骼。骨骼肌纤维呈细长圆柱形，它是一种多核细胞，细胞核多达 100～200 个，并排列在肌纤维的周边。每一个肌纤维内有许多肌原纤维，每一根肌原纤维上有一明一暗互相交替排列的条纹。在每一个肌细胞内，因各肌原纤维彼此对应而又紧密排列在一起而呈现明暗相间的横纹，故又称横纹肌组织，如图 1-11 所示。骨骼肌有保持身体姿势及使人体做各种复杂运动的功能，其收缩迅速而有力，接受躯体神经支配，能做随意的动作。

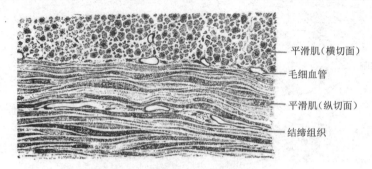

平滑肌（横切面）
毛细血管
平滑肌（纵切面）
结缔组织

图 1-9　平滑肌

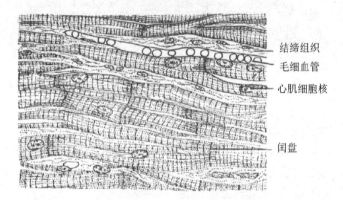

结缔组织
毛细血管
心肌细胞核

闰盘

图 1-10　心肌

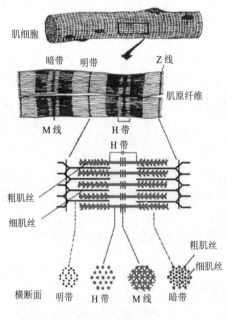

肌细胞

暗带　明带　　Z 线

肌原纤维

M 线　　H 带

H 带

粗肌丝
细肌丝

粗肌丝
细肌丝

横断面　明带　H 带　M 线　暗带

图 1-11　骨骼肌

(四)神经组织

神经组织是构成神经系统的基本成分。神经组织由神经元(神经细胞)和神经胶质细胞组成。神经元是神经组织的主要成分，具有接受刺激和传导神经冲动(兴奋在神经上的传导称为神经冲动)的作用，因此也是神经组织的基本功能单位。神经胶质细胞在神经组织内起支持、联系、营养、保护等作用。

1. 神经元

神经元是具有细长突起的细胞。每个神经元分为胞体与突起两部分 ，如图 1- 12 所示。

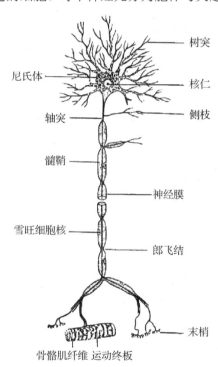

图 1-12 神经元结构

1) 胞体

胞体大小不同，形状有圆形、多角形、梭形等。胞体中有一个大而圆的细胞核，核内染色质疏松，故染色浅，呈空泡状。核内有一着色明显的核仁。细胞质内除了具有丰富的线粒体、高尔基复合体、包含物外，还有神经元纤维和尼氏体等结构。尼氏体由粗面内质网和游离核蛋白体组成，是合成蛋白质的重要结构。

2) 突起

突起是胞体向外突出的部分。各种神经元的突起数目不同。突起分为树突和轴突两种，是接受刺激，将神经冲动传入细胞体的入口。

(1) 树突：分支多，呈树枝状，越向外周分支越细，表面有刺状物，是其他神经元终末支与树突的接触点。树突可以接受刺激，将神经冲动传至胞体。

(2) 轴突：一般较长，每一个神经元只有一个轴突。胞体发出轴突的部位常呈圆锥形，称轴丘。在轴丘内没有尼氏体。在轴突主干上有时分出许多侧枝，一个神经元通过轴突及其侧枝可和几个其他细胞相联系。轴突的功能是将神经冲动从细胞体传出，到达与它联系的各种细胞，支配其生理活动。

2. 神经元的种类

神经元的种类，按神经元的突起数目不同可分为以下组成部分(见图1-13)。

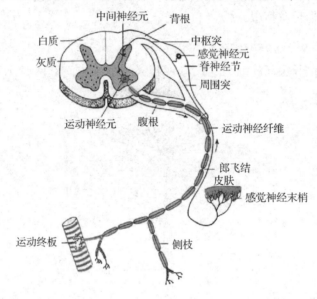

图 1-13　神经元种类

(1) 假单极神经元，由胞体发出一个突起，但在一定距离后又分为两支，一为树突，一为轴突，故又称假单极神经元，如脊神经节的神经元。

(2) 双极神经元，由胞体发出两个突起，一个是树突，另一个是轴突，如耳蜗神经节的神经元等。

(3) 多极神经元，由胞体发出一个轴突和多个树突，脊髓等中枢神经内的神经元多属此类。

按神经元的功能不同则可分为：感觉神经元、中间神经元及运动神经元。感觉神经元与感受器相连接，能接受刺激。中间神经元则介于感觉神经元与运动神经元之间起联络作用。运动神经元通过神经系统的神经元的联系和支配，对身体各种组织和器官或整体的功能活动起着调节、整合的作用。

3. 神经胶质细胞

神经胶质细胞(简称神经胶质)也是有突起的细胞，但结构和功能与神经元不同，细胞质内没有尼氏体和神经元纤维，突起也没有树突与轴突的区别，同时也没有传导冲动的功能。神经胶质细胞具有支持、保护、营养、修复等作用。神经胶质细胞包括星形胶质细胞、少突胶质细胞、小胶质细胞、施万细胞等，如图1-14所示。

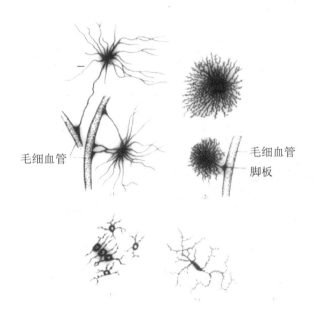

毛细血管

毛细血管
脚板

图 1-14　神经胶质细胞

4. 神经纤维

神经元的长轴突和外面包着的神经胶质细胞所组成的鞘，称为神经纤维。许多神经纤维常常集合成束。如脑和脊髓的白质及周围神经的每一根神经，都是由许多神经纤维集合组成的。神经纤维分为以下两种。

1) 有髓神经纤维

有髓神经纤维即轴突外面包有髓鞘结构。髓鞘是由磷脂和蛋白质层层相间组合而成，呈圆筒状包在轴突外面，有绝缘作用，防止神经冲动从一根神经纤维扩散到近旁另一根神经纤维。神经纤维的髓鞘并非连续不断的，而是呈有规则的节段，两节段之间呈现细窄的部分称为郎飞结。周围神经的髓鞘来源于施万细胞，外周神经纤维受损伤或离断后，施万细胞对神经纤维的再生具有重要作用。脑神经和脊神经多数是由有髓神经纤维组成的。

2) 无髓神经纤维

无髓神经纤维也有一薄层髓鞘，并非完全无髓鞘，但比有髓神经纤维薄。植物性神经(支配内脏器官的神经)多属无髓神经纤维。

二、器官和系统

(一)器官

器官指由几种不同的组织结合在一起，形成具有一定形态，执行一定功能的结构。如大肠的肠壁由黏膜层、黏膜下层、肌层、外膜层组成：黏膜层为单层柱状上皮，内有分泌酶、黏液的多种腺细胞，靠近上皮组织的固有膜和黏膜；黏膜下层为疏松结缔组织，内含血管、淋巴管神经等；肌层包括两层平滑肌，外膜由疏松结缔组织构成。

(二)系统

按一定顺序结合在一起，共同执行某种特定功能，在结构、功能上有密切联系的许多器官的总和，称作系统。例如，消化系统，由口腔、咽、食管、胃、小肠、大肠、肝脏、胰腺等器官构成，互相协调，完成机体的消化吸收功能。

第三节　人体形态

人体的形态.mp4

一、解剖学标准姿势

人体的解剖学标准姿势是指身体直立，面向前方，两眼平视正前方，两足并拢，足尖向前，双上肢下垂于躯干的两侧，掌心向前。描述人体任何结构时，均应用标准姿势，即使被观察的客体、标本或模型处于不同的位置，或只是身体的一个局部，仍应依人体的标准姿势进行描述，如图 1-15 所示。

二、解剖学基本术语

人体各部位或者器官等结构的位置关系在生活或运动过程中是经常变动的。因此，在描述人体姿势或各器官的结构和位置时，需要有一些统一的标准和描述的术语，以便交流，避免误解。解剖学中规定的"姿势""方位""面"和"轴"等名词是学习者必须掌握的描述术语。如"前"或"腹侧"与"后"或"背侧"，是指距身体前面、后面的距离相对远近的名词。距身体腹侧面近者为前，距人体背侧面近者为后。

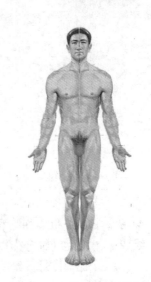

图 1-15　人体标准解剖姿势

(一)面

矢状面(sagittal plane)：是指沿人体前后方向，将人体分成左、右两个部分的纵切面，该切面与地平面垂直。经过人体正中的矢状面为正中矢状面，如图 1-16 中 D 点所示；该面将人体分成左、右相等的两部分，如图 1-16 中 B、C 点所示。

冠状面(coronal plane)：是指沿人体左、右方向，将人体分为前、后两个部分的纵切面，该切面与矢状面及水平面相互垂直，如图 1-16 中 B 点所示。

水平面(horizontal plane)：也称横切面，是与地面平行将人体分为上、下两部分的平面，该平面与冠状面和矢状面相互垂直，如图 1-16 中 A 点所示。

纵切面：沿器官长轴作的切面，如图 1-17 中 B 点所示；横切面是与器官长轴垂直的切面，如图 1-17 中 A 点所示。

(二)内侧、外侧

"内侧"和"外侧"是指人体器官等与人体正中矢状面距离大小的术语。例如，眼位于鼻的外侧、耳的内侧。对于躯干而言，距正中矢状面，近者为内侧，远者为外侧，如

图 1-18 中 A 点和 B 点所示。对于四肢而言，以其与躯干结合部的距离为准，距结合部近者为近侧，距肢体根部较近；距结合部远者为远侧，距肢体根部较远。在前臂，内侧又称尺侧，外侧又称桡侧，如图 1-18 中 D 点和 C 点所示；在小腿，内侧又称胫侧，外侧又称腓侧，如图 1-18 中 F 点和 E 点所示。

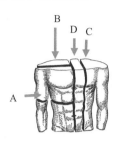

图 1-16 解剖位置切面(1)

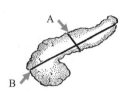

图 1-17 解剖切面

(三)内、外

对空腔器官而言，内和外是指空腹器官的相对位置，近内腔者为内，如图 1-19 中 A 点所示；远离内腔者为外，如图 1-19 中 B 点所示。

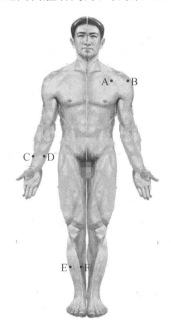

图 1-18 解剖位置切面(2)

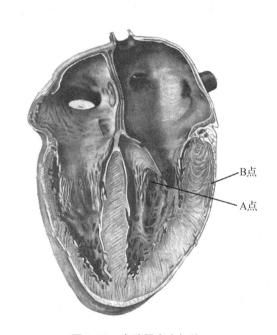

图 1-19 空腔器官内与外

(四)深、浅

以体表为准，"浅"和"深"是指与皮肤表面相对距离的术语。距皮肤表面近者为浅，如图 1-20 中 B 点所示；远离皮肤表面者为深，如图 1-20 中 A 点所示。

总之，人体形态可分为头、颈、躯干和四肢等部分。头颅分为脑颅和面颅，脑颅比面颅发达，脑颅围成颅腔容纳脑。颈部为头与躯干的连接部分，其长度较短而运动灵活。躯干前后径小于左右径，适于直立。躯干前面可分为胸、腹两部分，后面可分为背、腰、骶等部分，躯干内部的体腔分为胸腔、腹腔和盆腔，分别容纳人体的重要器官。四肢分为上肢和下肢，上肢有肩、上臂、前臂、手等部分，具有灵活的关节；下肢包括髋、大腿、小腿、足等部分，适于直立行走。

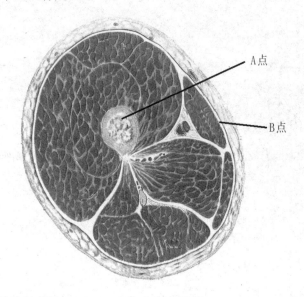

图 1-20　体表深浅

第四节　人体解剖生理学的学习方法

一、运用多种形式学习

人体解剖结构复杂，必须借助于多媒体教学，才可将人体解剖的实物图像以及各部位的形态结构、解剖层次和毗邻关系，通过三维动画模拟演示等生动地展现给学生，能使学生获得对人体器官组织结构的完整的认识，便于对所学知识的理解、掌握和记忆；特别是人脑和神经系统的结构，通过讲解相关结构和功能，联系脑和神经系统相关疾病，播放解剖和生理教学视频，可以加深学生对生理结构功能的理解。另外，在课外，学生也可以关注一些比较权威的解剖学教学的公众号，利用手机在零碎时间随时观看学习，补充课堂教学时间不足的问题；还可以组织学生参观人体科学展等科普基地，让学生身临其境地学习解剖知识。

二、采用多种方法学习

上课时一定要用心、用手、用脑，学会做笔记，把要点画出来，这样可以迅速掌握知识的重点和难点，将一些补充内容记录在书上，方便查阅，一目了然，并且通过做习题可以巩固所学知识，不易遗忘。人体解剖生理学中需要记忆的知识点非常多，而且专业术语比较生涩难记，顺口溜可以增加学习的趣味性，提高学习效率。比如，记忆腕骨名称及排列顺序，我们可以使用口诀："舟月三角豆，大小头状钩。"再比如，十二对脑神经的名称及顺序："一嗅二视三动眼，四滑五叉六外展，七面八听九舌咽，迷走及副舌下全。"采用记笔记、顺口溜、画重点、做习题等多种方法，可以让这些死记硬背的枯燥知识变得生动有趣。

三、理论课与实验课相结合学习

解剖生理学课程中实验课内容占的比例很大，可见实验环节在本课程中的重要性。实验课和理论课不是孤立的两个部分，解剖学实验通过图片、模型和标本可以使我们将书本所学知识更加形象化，便于记忆；而生理学实验则将抽象的概念以具体的形式展现出来，学生动手操作后，理解会进一步加深。比如，运动系统这一章包括骨骼、骨连结和肌肉三个部分，它们的形态结构、分布位置等单靠在教室里看平面图形，想象学习，则非常困难，可以在实验室拿着标本、模型给学生讲解，这样学生理解起来更容易，也缩短了上理论课的时间。建议学校定期开放实验室，鼓励学生走进实验室，观察标本，进一步熟悉实验设备，这样就能有效地解决由于实验课上实验设备不足，少数学生不能亲自动手实验的问题。通过开放实验室，教师将理论教学带入实验室教学中，完善并优化教学内容，将理论和实验有机地结合起来。

四、利用网络资源学习

在当今"互联网+"的时代，学生要学会充分利用网络资源，让互联网真正为我所用，在中国大学教育等优秀的 App 上寻找适合自己的网络课程。学生可以利用碎片化时间来学习，并可以反复观看，直到自己掌握了这些知识。网络学习的优点是时间、地点不受限制，随时随地可以学习，弥补了课堂教学时间上的限制。

互联网学习和课堂教学两者既相互独立，又互相补充。通过课上学习，课后做习题，同学们应该基本掌握了所学知识，但是对课程的知识框架把握还不够系统和完整。所以我们要在每节课学完后进行小结，每章学完之后进行总结，全书学完后更要进行全面的总结。将所学知识以思维导图的形式展现出来，这样就可以将我们的知识形成一个完整的知识体系，如此我们才能明白每个章节、每个知识点之间的联系。我们才能从宏观上把握这门课程，才能进一步和其他课程有机结合，综合提高对学前儿童教育的理解与把握。

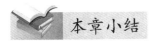

本章小结

人体结构按其功能可分为九大系统。每一个系统都由若干个器官构成。每一个器官又由不同组织构成。人体有四种基本组织，即上皮组织、结缔组织、肌组织和神经组织。组织由细胞和细胞间质构成。细胞是人体形态结构和功能的基本单位。细胞是由细胞膜、细胞质和细胞核三部分构成。上皮组织是由许多密集的上皮细胞和少量的细胞间质构成，上皮组织可分为被覆上皮和腺上皮。被覆上皮排成一层或多层，覆盖于身体表面或作为管道和囊腔的内壁，发挥其保护、分泌、吸收等作用。腺上皮是以分泌为主要功能的上皮。结缔组织广泛分布于身体各部位，种类多、形态多样，由细胞和大量细胞间质构成。固有结缔组织可分为疏松结缔组织、致密结缔组织、脂肪组织、网状结缔组织。骨、软骨、血液、肌腱、筋膜等均为结缔组织。细胞间质包括基质和纤维两种成分，基质呈均质状，纤维呈细丝状。肌组织由肌细胞组成。肌细胞细长如纤维，所以又称肌纤维。肌纤维由可收缩的肌原纤维构成。肌组织可分为骨骼肌、心肌和平滑肌三种类型。骨骼肌收缩迅速而有力，受意识支配。心肌收缩持久，有节律性，为不随意肌。平滑肌的收缩有节律性和较大的伸展性，为不随意肌。神经组织由神经细胞和神经胶质细胞组成。神经细胞又称神经元，是神经系统的基本功能单位。神经元具有接受刺激和传导神经冲动的功能。神经胶质细胞在神经组织中起支持、营养、联系的作用。

人体的标准解剖学姿势是指身体直立，面向前方，两眼平视正前方，两足并拢，足尖向前，双上肢下垂于躯干的两侧，掌心向前。人体的面分为水平面、矢状面和冠状面；"前"或"腹侧"与"后"或"背侧"，是指距身体前面、后面的距离相对远近的名词；"内侧"和"外侧"是指人体器官等与人体正中矢状面距离大小的术语；"浅"和"深"是指与皮肤表面相对距离的术语。

学习人体解剖学的基本方法有多媒体、记笔记、实验操作、网络等。只有运用多途径、多方法学习，才能融会贯通。

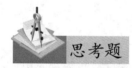 思考题

1. 简述人体解剖生理学的概念。
2. 何谓水平面、矢状面和冠状面？
3. 简要描述解剖学姿势。
4. 简述人体四种组织分类、结构和特点。

第二章 运 动 系 统

➤ 了解运动系统的组成。
➤ 掌握学前儿童运动系统的特点。
➤ 理解学前儿童运动系统的保健。

重点难点

➤ 学前儿童运动系统的特点。
➤ 学前儿童运动系统的保健。

第一节　运动系统的组成

人体的运动系统由骨、骨连结和骨骼肌组成，是人们从事劳动和运动的主要器官，如图 2-1 所示。运动系统具有维持人体形态，保护、支持和运动等功能。骨和骨连结构成人体的支架，称作骨骼。骨连结包括能活动的、不活动的、半活动的连结，能活动的骨连结叫关节，是骨连结的主要形式。骨骼肌附着于骨上，骨骼肌有受刺激收缩的特性，在神经系统的支配下，骨骼肌收缩，牵动着它所附着的骨，绕着关节产生各种运动。人体能够维持一定的姿势进行各种运动，就是在神经系统的支配下，由运动系统完成的。

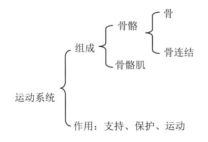

图 2-1　运动系统的组成

一、骨的形态和结构

1. 骨的形态

成人的骨骼共有 206 块，约占体重的 20%，骨的形态有长骨、短骨、扁骨和不规则骨。长骨呈长管状，可分为一体(骨干)和两端(骨骺)，比较肥大，有关节面与邻近的骨构成关节，长骨主要分布在四肢。短骨近似立方体，多位于承受一定压力又能活动的部位，如手的腕骨和足的跗骨。扁骨呈板状，主要构成骨性腔的壁，对腔内器官有保护作用，如颅顶骨。不规则骨，形态不规则，如椎骨。

2. 骨的结构

骨是由骨膜、骨质和骨髓构成，如图 2-2~图 2-3 所示。

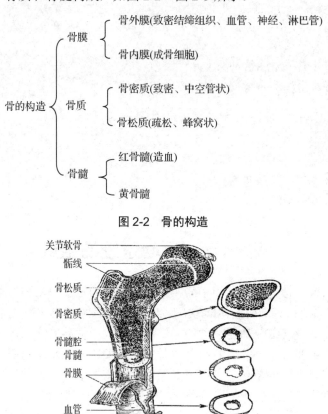

图 2-2　骨的构造

图 2-3　骨的结构

（1）骨膜，是一层致密结缔组织膜，紧贴于骨的表面。骨膜由两部分构成，外层由胶原纤维紧密结合而成，富有血管、神经，有营养和感觉作用。内层也称形成层，胶原纤维较粗，并含有细胞。生长中的骨膜，在其内面有成骨细胞整齐排列，具有造骨细胞的功能，参与骨的增粗生长，对骨的生长(长长、长粗)和增生(断裂、愈合)有重要作用。

（2）骨质，是构成骨的主要成分，有骨密质和骨松质两种。骨密质坚硬，位于骨的外层及长骨的骨干；骨松质呈蜂窝状，由互相交错的骨小梁构成，分布在骨骺或短骨内部，骨松质的骨小梁与力的传递方向一致，故骨质虽松但能承受较大的压力。扁骨的内、外两面由骨密质构成骨板，两板之间充填以骨松质。

（3）骨髓，骨髓充填于骨髓腔和骨松质内。在胎儿和幼儿时期，骨髓腔内全部是红骨髓，是人体重要的造血器官。随着年龄的增大，在成人的骨髓腔内的骨髓，逐渐为脂肪组织所代替，成为黄骨髓，而失去造血能力。然而在骨骺内，则终生都有保持造血功能的红骨髓存在。

　　骨组织是一种结缔组织，由骨细胞和细胞间质构成。骨组织的细胞成分包括骨原细胞、成骨细胞、骨细胞、破骨细胞。细胞间质称为骨基质(骨质)，软骨是由软骨细胞、基质、纤维构成；硬骨是由硬骨细胞、基质、纤维构成。软骨和硬骨的组织结构如图 2-4 所示。

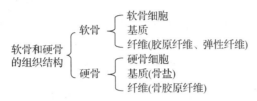

图 2-4　软骨和硬骨的组织结构

二、骨连结

(一)骨连结形式

　　骨与骨之间的连结叫骨连结，但因各部分骨的功能不同，骨连结有三种形式。①不活动的连结，即直接骨连结，如椎骨之间的椎间盘(软骨结合)如图 2-5(1)所示；脑颅骨各骨之间的连结(缝)，如图 2-5(2)所示。②半活动连结，如椎骨前方椎体间的连结，如图 2-5(3)所示。③能活动的连结，即一般所说的关节，关节是人体骨连结的主要形式，如图 2-5(4)所示，其功能是在肌肉的作用下产生运动。

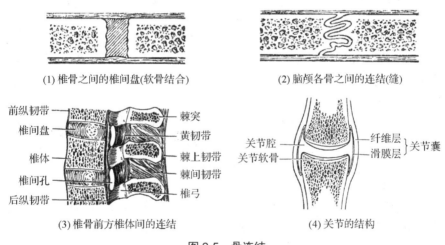

图 2-5　骨连结

(二)关节的结构、辅助结构及运动

1. 关节的结构

　　(1)　关节面：凸面为关节头，凹面为关节窝，是相邻两骨互相连结的面，关节面上覆盖有薄而光滑的关节软骨。关节软骨可以减少运动时的摩擦、震荡和冲击。

　　(2)　关节囊：由结缔组织构成，附着于关节面的周围和附近的骨面上，包围整个关节，并可分为内、外两层。外层为纤维层，内层为滑膜层，滑膜层能分泌滑液以润滑关节面，减少运动时的摩擦。

(3) 关节腔：关节囊内两关节面之间密封的腔隙。正常时关节腔内含有少量滑液，有润滑和营养关节软骨的作用，如图2-5(4)所示。

2. 关节的辅助结构

(1) 韧带：由致密的结缔组织构成，分布在关节周围，分为囊内韧带和囊外韧带，有增加关节稳固性及限制关节运动的作用。

(2) 关节盘：由纤维软骨构成，它位于两骨的关节面之间，是两关节面间的纤维软骨板，呈圆形，中间稍薄，周缘略厚，如膝关节内的半月板。关节盘能缓和外力对关节的冲击，并使两骨关节面接触更为适合。

(3) 关节唇：关节窝周缘软骨环，有加深关节窝并增大关节面的作用(如肩胛骨)。

3. 关节的运动

(1) 屈和伸：沿冠状轴进行的运动。

(2) 内收和外展：沿矢状轴进行的运动。内收是向正中面靠拢的运动；外展是离开正中面的运动。

(3) 旋转：这是骨围绕垂直轴或它本身纵轴的旋转运动。

(4) 环转：骨的近侧端在原位转动，远侧端做圆周运动，全骨描绘成一圆锥形的轨迹。此运动是冠状轴和矢状轴的复合运动。

三、人的骨和骨骼肌

(一)骨分布概况

成人身上总共有206块骨头，按其所在的部位，可分为颅骨、躯干骨、四肢骨，如图2-6所示。

(1) 颅骨29块，可分为脑颅骨、面颅骨两部分。

(2) 躯干骨51块，由椎骨、肋骨和胸骨组成。椎骨构成人体的中轴，包括7块颈椎、12块胸椎、5块腰椎、1块骶骨(由5块骶椎融合而成)和1块尾骨(由3~5块尾椎融合而成)。肋骨与肋软骨连结成肋，共12对，左右对称，胸骨只有1块。

(3) 四肢骨126块，包括上肢骨和下肢骨。

上肢骨分为上肢带骨和上肢游离骨两部分。上肢带骨包括锁骨和肩胛骨；上肢游离骨包括上臂骨、前臂骨及手骨三部分。上臂骨即肱骨，前臂骨包括尺骨和桡骨，手骨包括腕骨、掌骨和指骨三部分。

下肢骨分为下肢带骨和下肢游离骨两部分。下肢带骨即髋骨。在幼年时髋骨由髂骨、坐骨和耻骨三部分通过软骨连结而成，成年后通过骨性结合成为一块髋骨。下肢游离骨包括大腿骨、小腿骨和足骨三部分。大腿骨即股骨，小腿包括胫骨和腓骨；足骨包括跗骨、跖骨和趾骨。位于膝关节前方参与组成膝关节的籽骨——髌骨，它也在下肢游离骨之列。

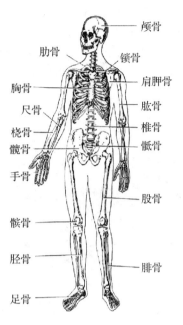

图 2-6　人的骨骼结构

(二)骨骼的分布与组成

1. 颅骨及其连结

颅骨由 29 块大小、形状不同的骨组成。除下颌骨、舌骨及听小骨外均直接连结(借助缝或软骨连合)构成一个整体，如图 2-7(1)所示。颅骨可分成脑颅和面颅两部分。脑颅位于后上方，由 8 块颅骨构成，容纳并保护脑，如图 2-7(2)所示。

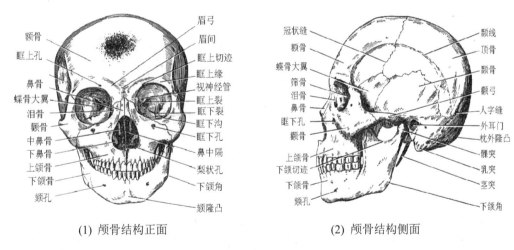

(1) 颅骨结构正面　　　　　　　　(2) 颅骨结构侧面

图 2-7　颅骨

(1) 脑颅：脑颅各骨共同围成颅腔，颅腔的形态基本上与脑的形态相适应。脑颅可分为颅顶和颅底两部分。

颅顶骨均为扁骨，各骨之间以结缔组织相连叫作缝。初生婴儿颅骨骨化未完成，在额骨与顶骨之间有一菱形膜性部位叫额囟(前囟)，顶骨与枕骨之间有一三角形的枕囟(后囟)，前囟约在一岁半时闭合。颅底在颅腔底部，颈部上端，主要作用是支持和保护大脑等重要器官。颅底外面，可分为前部分和后部分，前部分主要是面颅骨，后部中央，鼻后孔后方为枕骨大孔(见图2-8)。颅底内面承托脑，有三个高低不平的窝(颅前窝、颅中窝与颅后窝)。颅后窝内有一大孔，称枕骨大孔，有脊髓通过与脑相连，如图2-9所示。

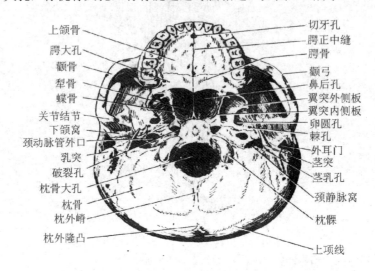

上颌骨
腭大孔
颧骨
犁骨
蝶骨
关节结节
下颌窝
颈动脉管外口
乳突
破裂孔
枕骨大孔
枕骨
枕外嵴
枕外隆凸

切牙孔
腭正中缝
腭骨
颧弓
鼻后孔
翼突外侧板
翼突内侧板
卵圆孔
棘孔
外耳门
茎突
茎乳孔
颈静脉窝
枕髁
上项线

图 2-8　颅底外面

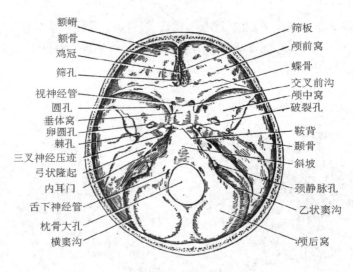

额嵴
额骨
鸡冠
筛孔
视神经管
圆孔
垂体窝
卵圆孔
棘孔
三叉神经压迹
弓状隆起
内耳门
舌下神经管
枕骨大孔
横窦沟

筛板
颅前窝
蝶骨
交叉前沟
颅中窝
破裂孔
鞍背
颞骨
斜坡
颈静脉孔
乙状窦沟
颅后窝

图 2-9　颅底内面

(2)　面颅：面颅各骨分别构成眼眶、鼻腔和口腔的骨性支架，眼眶容纳眼球及其附属结构，呈锥体形，尖向后内，有视神经孔与颅中窝相通。骨性鼻腔位于面部中央，被鼻中隔分为左、右二部，鼻腔周围的颅骨(额骨、上颌骨、筛骨和蝶骨)内，有大小不同的腔叫鼻旁窦，有调节空气湿度、温度的功能，如图2-10所示。骨性口腔由上、下颌骨等组成，下颌骨与颅底以下颌关节相连，能进行咀嚼运动。

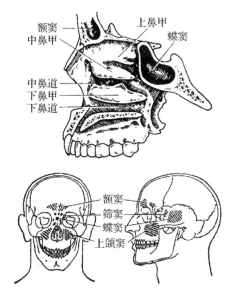

图 2-10　骨性鼻腔和鼻旁窦

2. 躯干骨

躯干骨包括椎骨、肋骨和胸骨，它们组成脊柱和胸廓两部分。幼儿有 33～34 块椎骨，其中颈椎 7 块、胸椎 12 块、腰椎 5 块、骶椎 5 块及尾椎 4～5 块。成人由 5 块骶椎融合成 1 块骶骨，3～5 块尾椎融合成 1 块尾骨，共 26 块椎骨。

椎骨位于人躯干的背侧，由 26 块椎骨[颈椎 7 块，胸椎 12 块，腰椎 5 块、骶骨 1 块(由 5 块骶椎融合而成)与尾骨 1 块(由 3～5 块尾椎融合而成)]组成。

每个椎骨包括椎体和椎弓两部分，二者之间为椎孔，椎体以椎间盘相连，椎弓的上、下有关节突，分别组成关节。椎弓与椎体相连处较细叫椎弓根，两个相邻椎骨的椎弓根之间围成椎间孔，有脊神经通过。另外，椎骨间还有韧带加强椎体的稳定性，如图 2-11 所示。

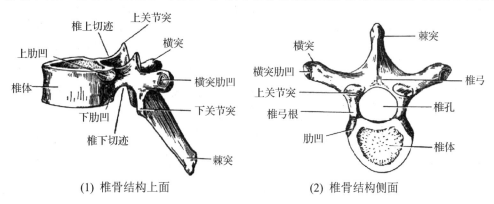

(1) 椎骨结构上面　　　　　　　　　　(2) 椎骨结构侧面

图 2-11　椎骨结构

1)　脊柱

脊柱是人体躯干的支架，上承头颅，下部以骶骨与下肢带骨——髋骨相连，构成骨盆，将重力传给下肢。从前面自上而下观察脊柱，椎体渐大，但从骶骨耳状面以下椎体又迅速缩小，直至尾骨尖。这是因为下部骶椎体负重较大。从脊柱后面观察棘突形成纵嵴，居背部正中。其两侧各有一条脊柱沟，容纳背部深层肌肉。颈部及腰部棘突之间均有间隙，因而在临床上常在腰部做穿刺手术。从侧面观察脊柱呈"S"形，有颈、胸、腰和骶四个生理性弯曲。其中颈曲和腰曲凸向前方；胸曲和骶曲凸向后方，这样便加大了胸腔和盆腔的容积，使脊柱形似弹簧，可减少行走时对头部的震荡，如图 2-12 所示。

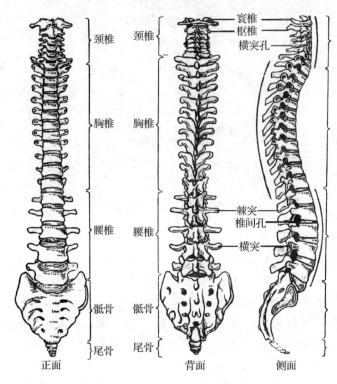

图 2-12　脊柱的正面、背面、侧面

(1) 颈椎。颈椎椎体较小，上下关节突的关节近似水平位。第 1 颈椎也称寰椎，无椎体、棘突和关节突，借侧块连结成环形。第 2 颈椎也称枢椎，椎体小，上有齿突。第 2～6 颈椎的棘突短，末端分叉。第 7 颈椎又称隆椎，棘突特别长，末端不分叉。寰枢关节是由第 1、2 颈椎间三个独立关节构成，其中两个由寰椎关节面与枢椎的上关节面构成；另一个是由寰椎的齿凹和枢椎的齿突构成，属联合关节，以齿突为轴，使头部可以做旋转运动。寰枕关节由枕骨髁与寰椎上关节凹构成，使头部可以前俯后仰和侧屈。

(2) 胸椎。胸椎椎体两侧有肋凹与肋骨小头相关节，在横突末端有横突肋凹与肋结节相关节。胸椎的上下关节突呈冠状位，棘突较长，斜向后下方，呈覆瓦状排列，如图 2-13 所示。

(3) 腰椎。腰椎椎体高大，上下关节突呈矢状位。棘突呈板状，直伸向后，末端稍肥厚，如图 2-14 所示。椎间盘由外部环形的纤维环及内部髓核组成，有弹性，可以承受压力减少震荡，还允许脊柱做各种方向的运动，故在运动范围较大的腰部最厚，如外力使纤维环破裂，髓核突出，压迫脊神经根，称为腰椎间盘突出症，是腰腿痛的主要病因之一。

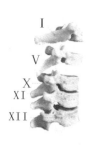

图 2-13　胸椎侧面观(罗马数字表示几块胸椎)

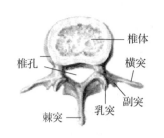

图 2-14　腰椎上面观

　　(4) 骶骨。骶骨由 5 块骶椎融合而成，上端称骶骨底，前缘中部向前突出，称骶岬。骶骨底前面光滑凹陷，中部有上下并列 4 条横线，是各骶椎融合的痕迹。骶骨前面有 4 对骶前孔，后面有四对骶后孔。

　　(5) 尾骨。尾骨由 3～5 块退化的尾椎融合而成，各椎骨之间借助椎间盘、韧带和关节等相连。椎间盘是相邻两椎体间的纤维软骨板，盘周围为纤维环，起弹性垫的作用，可增加脊柱运动的幅度。椎骨间有坚强的韧带，把相邻的椎骨连在一起。在椎体的前方及后方，有纵贯脊柱全长的前、后纵韧带。在相邻的椎弓之间、横突之间和棘突之间都有韧带。椎间关节由相邻椎骨的上、下关节突连结而成，属微动关节。

　　2)　胸廓

　　胸廓由胸部脊柱、12 对肋骨和 1 块胸骨构成。胸廓上口由第 1 胸椎体、第 1 对肋骨和胸骨柄上缘围成，如图 2-15 所示。胸廓下口由第 12 胸椎、第 12 对肋骨、第 11 对肋软骨及两侧肋弓构成。下口周缘有膈附着，形成胸腔的底。胸廓呈上部窄、下部宽的圆锥形，胸廓前壁正中有胸骨，侧壁有 12 对弯曲成弓状的肋骨，肋骨的后端与胸椎构成关节，1～7 肋骨前端以肋软骨与胸骨两侧构成关节，8～10 肋骨的肋软骨不直接与胸骨相连，而连于上位肋软骨，形成左、右两肋弓，第 11 肋、12 肋前端游离称浮肋。各肋骨向前下斜行，胸廓前后径小于左右径，提肋时肋骨上提并略向外展，前后、左右径扩大，胸腔扩大(吸气)；降肋时，前后、左右径缩小，胸腔缩小(呼气)。胸廓内有心、肺等重要器官，起着保护和支持这些器官的作用，并参与呼吸运动。

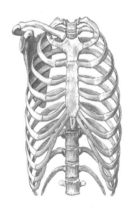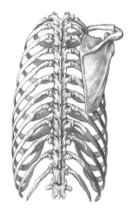

图 2-15　胸廓

3. 四肢骨及其连结

上、下肢骨的组成基本相同，分为肢带部及游离部。上、下肢的主要功能是运动，其骨骼主要为长骨，由关节连结而成。但上、下肢各有其分工，因此在形态上也有不同。

上肢的骨骼较轻、较小，但其关节活动程度较大。上肢带与躯干骨之间的连结为关节。由肱骨头与肩胛骨的关节盂构成的肩关节，头大、盂浅、关节囊松，其下方特别薄弱，易脱位。由肱骨下端和尺骨、桡骨的上端构成的肘关节和尺、桡二骨之间的关节能使肘部屈、伸，又能使前臂旋前、旋后。手部的腕骨小，手指长，运动灵活，拇指能做对握运动。所有这些形态都能使上肢灵活运动，掌握工具，进行生产劳动。

下肢的骨骼较粗大，其关节常有坚强的韧带加强稳定性，因此稳固性大于灵活性。下肢带髂骨与骶骨、尾骨构成骨盆，它们之间几乎不能运动，骨盆内容纳消化管的末端——直肠、泌尿生殖器官(特别是女性生殖器官)。骨盆的功能主要是保护这些脏器。由髂骨与股骨头组成的髋关节和股骨下端、胫骨上端及髌骨组成的膝关节都很强大。胫、腓二骨之间主要为直接连结。足部的跗骨粗大，足趾短小，构成足弓，具有弹性，可减少行走时对头部的冲击力。正是这些形态特征使下肢适应直立姿势，支撑体重，以及移动身体的功能。

1) 上肢骨及其连结

上肢带骨包括锁骨和肩胛骨。锁骨横架在胸廓的前上方，略作"S"形，内侧2/3弓凸向前，外侧1/3上下扁，弓凸向后，如图2-16所示。肩胛骨有3缘、3角及前后2面。内缘薄，外缘厚，上缘外侧有一喙突。外侧角有一卵圆形的关节盂，与肱骨头相关节。肩胛骨的前面凹陷，称肩胛下窝；后面被隆起的肩胛冈分为冈上窝和冈下窝。冈外侧端的扁突称肩峰，如图2-17所示。

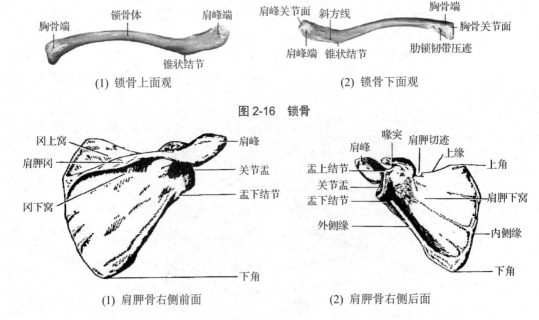

(1) 锁骨上面观　　　　　　　　　(2) 锁骨下面观

图 2-16　锁骨

(1) 肩胛骨右侧前面　　　　　　　(2) 肩胛骨右侧后面

图 2-17　肩胛骨

　　自由上肢骨包括肱骨、前臂骨和手骨。肱骨头外是大结节，前是小结节。肱骨体上有三角肌粗隆、桡神经沟。肱骨下端有肱骨小头，内侧有肱骨滑车，与尺骨半月切迹相关节。肱骨下端后方有鹰嘴窝，伸肘时容纳尺骨鹰嘴。

　　前臂骨包括桡骨和尺骨。桡骨在外侧，尺骨在内侧。桡骨下端粗大，上端小，小头下方是较细的桡骨颈。颈下内侧有桡骨粗隆。下端外侧有茎突；内侧有尺骨切迹，与尺骨小头相关节；下方与腕骨中的舟、月、三角骨相关节。尺骨上端粗大，有两个突起，前下方的称冠突，后下方的称鹰嘴。下端为尺骨小头，其内侧有一突起，称尺骨茎突。

　　手骨中腕骨共有 8 块，排成两列，每列 4 块。近侧列从桡侧起为舟骨、月骨、三角骨和豌豆骨；远侧列为大多角骨、小多角骨、头状骨和钩骨。掌骨和指骨共 5 块，由外侧向内侧，依次为第 1～5 掌骨。其近侧端称底，接腕骨；远侧端呈球状的小头，接指骨，如图 2-18 所示。

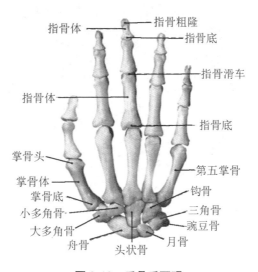

图 2-18　手骨后面观

　　肩关节由肱骨头和肩胛骨的关节盂构成。结构特点属球窝关节，关节头大，关节窝小，仅为关节头面积的 1/3。在关节盂周缘由软骨构成关节盂唇，加深关节盂。关节囊薄而松，适于灵活地运动，周围韧带和肌肉可增强关节的稳固性和牢固性。运动特点是在冠状轴上做屈伸，在矢状轴上做内收或外展，在垂直轴上做旋转，还可做环转运动，如图 2-19 所示。肘关节的结构是三个关节位于一个关节囊中形成复关节，如图 2-20 所示。肱桡关节由肱骨小头与桡骨小头连结。肱尺关节由肱骨滑车与尺骨半月切迹连结。桡尺近侧关节由桡骨小头与尺骨的冠状桡骨切迹连结。桡尺近侧关节与桡尺远侧关节可依共同的垂直轴做旋前、旋后运动。

　　2)　下肢骨及其连结

　　下肢带骨即髋骨，在幼年时由髂骨、坐骨和耻骨构成，如图 2-21 所示。

　　游离下肢骨包括股骨、髌骨、小腿骨、足骨。股骨包括股骨头、股骨颈、大转子、小转子、内侧髁、外侧髁，如图 2-22 所示。髌骨为三角形的扁平骨，埋在股四头肌的肌腱中，后面有关节面与股骨相关节。小腿骨包括胫骨和腓骨，胫骨在内侧，腓骨在外侧，都分为上、下两端和一体。

　　足骨分为跗骨、跖骨、趾骨。跗骨共 7 块，排成两列。近侧列有距骨和下方的跟骨；远侧列由内向外为第 1、2、3 楔骨和骰骨。距骨和三个楔骨之间还有一块舟骨。跖骨共 5 块，每个跖骨都分底、体、头三部。底与楔骨或骰骨相关节，头与第 1 节趾骨底相关节。趾骨共 14 块，除拇趾为两节外，其余各趾均为三节，如图 2-23 所示。

　　足弓是由跗骨、跖骨以及足底的肌腱共同构成的弓，如图 2-24 所示。平常立足站立时，足部以后方的跟结节及前方的第 1、5 跖骨小头着地，从而保证直立时足底着地支撑的稳固性。足弓的作用是缓冲震荡，保护足底的血管和神经免受压迫。

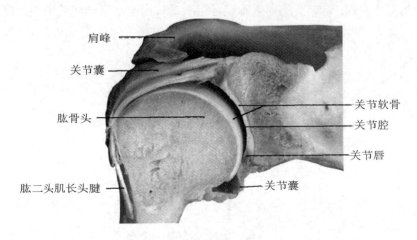

图 2-19　肩关节

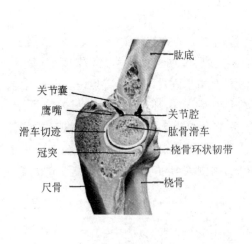

图 2-20　肘关节

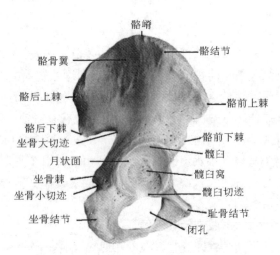

图 2-21　髋骨

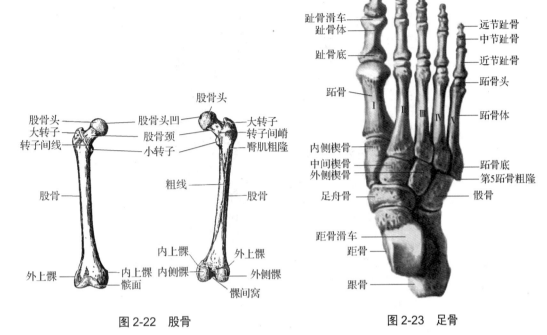

图 2-22　股骨

图 2-23　足骨

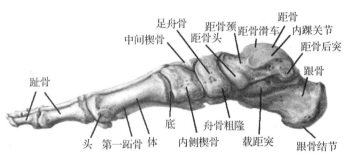

图 2-24　足弓

(三)骨骼肌分布概况

人体的肌肉按结构和功能的不同可分为平滑肌、心肌和骨骼肌三种。平滑肌主要构成内脏和血管,具有收缩缓慢、持久、不易疲劳等特点。心肌构成心壁,二者都不随人的意志收缩,故称不随意肌。骨骼肌有 600 余块,约占体重的 40%,分布于头、颈、躯干和四肢,通常附着于骨,骨骼肌收缩迅速、有力、容易疲劳,可随人的意志而收缩,故称随意肌。肌的大体构造包括肌腹(肌纤维、血管)和肌腱(致密结缔组织),肌肉的主要成分包括水和蛋白质等物质。

全身骨骼肌可分为头肌、颈肌、躯干肌和四肢肌,如图 2-25 所示。

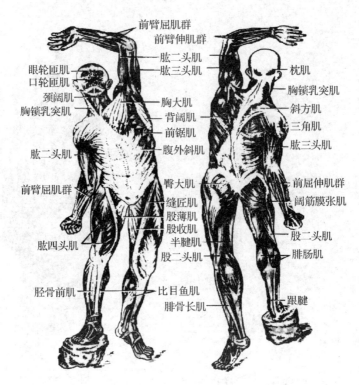

图 2-25 全身骨骼肌

1. 头肌

头肌可分为表情肌和咀嚼肌两部分。表情肌为分布于眼裂、口裂周围的皮肌，有环形的轮匝肌和放射形排列的辐射状肌，可使眼裂、口裂张开或关闭，呈现喜、怒、哀、乐各种表情，如图 2-26 所示。咀嚼肌是运动下颌关节的肌肉，如颞肌、咬肌。

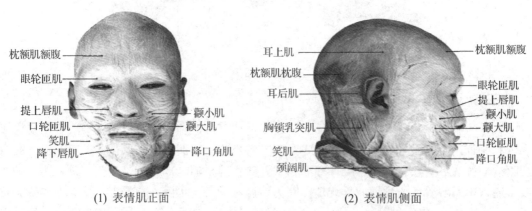

(1) 表情肌正面   (2) 表情肌侧面

图 2-26 表情肌

1) 颅顶肌

颅顶肌由枕额肌的枕腹和额腹组成。两肌之间以帽状腱膜相连，收缩时牵动头皮。额肌提眉，并使额部形成皱纹。眼轮匝肌位于眼裂周围，收缩时使眼裂闭合。口轮匝肌位于口裂周围，收缩时使口裂闭合。

30

2) 咀嚼肌

咀嚼肌包括咬肌、颞肌、翼内肌和翼外肌，都止于下颌骨，运动下颌关节，产生咀嚼运动，并协助说话，如图 2-27 所示。

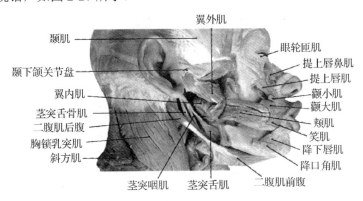

图 2-27 咀嚼肌

2. 颈肌

颈肌分为颈浅肌群，舌骨上、下肌群和颈深肌群。颈浅肌群包括颈阔肌和胸锁乳突肌。颈阔肌，起自胸大肌和三角肌表面的筋膜，止于口角和面部皮肤。收缩时牵引口角向下。胸锁乳突肌，起自胸骨柄前面和锁骨内侧段，止于颞骨乳突。单侧收缩，使头屈向同侧，面转向对侧；两侧收缩，头向后仰，如图 2-28 所示。

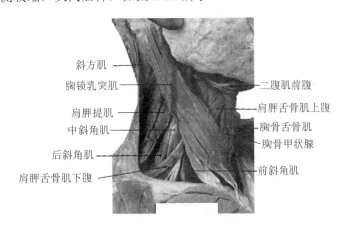

图 2-28 颈部肌肉

3. 躯干肌

躯干肌可分为背肌、胸肌、膈肌和腹肌，如图 2-29 所示。

1) 背肌

背肌位于躯干的后面，分浅、深两群。浅群主要有斜方肌和背阔肌；深群主要有竖脊肌。斜方肌为三角开阔肌，起自枕外隆凸、项韧带及全部胸椎棘突，上部的纤维斜向外下方，中部的平行向外，下部的斜向外上方，止于锁骨的肩峰端、肩峰和肩胛冈。背阔肌位于背下部和胸侧部，起自下方 6 个胸椎棘突、全部腰椎棘突和髂嵴后面，肌纤维向外上方集中，止于肱骨小结节嵴。竖脊肌纵列于脊柱两侧，起自骶骨背面、腰椎棘突和髂嵴的后部，向上分别止于胸椎和颈椎的棘突及横突、肋角、颞骨乳突等处，一侧收缩可使脊柱侧屈，两侧收缩可使脊柱后伸，并可仰头。

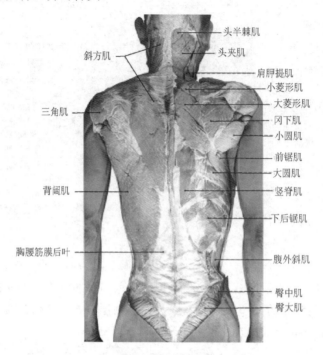

图 2-29　躯干肌

2)　胸肌

胸肌主要包括胸大肌、胸小肌、肋间内肌等。胸大肌位于胸廓的前上部，起自锁骨内侧半、胸骨前面及第 1～6 肋软骨。胸小肌位于胸大肌深面，起自第 3～5 肋骨的前面，止于肩胛骨的喙突。收缩时，拉肩胛骨向前下方。肩胛骨固定时，可提肋助吸气，如图 2-30 所示。肋间外肌位于各肋间浅层，起自肋骨下缘，肌纤维斜向前下方，止于下一肋骨的上缘。收缩时，向上提肋，扩大胸廓，有助吸气。肋间内肌位于各肋间外肌的深面。肌纤维的方向与肋间外肌相反，收缩时，使肋下降，缩小胸廓，以助呼气。

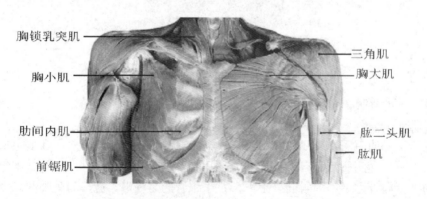

图 2-30　胸肌

3） 膈肌

膈肌位于胸腔与腹腔之间，呈穹窿状，膈周围是肌质部，中央为腱质部。膈是重要的呼吸肌。膈上有三个裂孔：主动脉孔，有主动脉和胸导管通过；食管裂孔，有食管和迷走神经通过；腔静脉孔，有下腔静脉通过。

4） 腹肌

腹肌位于胸廓下缘与骨盆上缘之间，构成腹壁。主要包括：腹直肌位于腹前壁下中线两侧，起自耻骨联合与耻骨结节之间，止于胸骨剑突及第5～7肋软骨的前面；还有腹外斜肌、腹内斜肌、腹横肌，如图2-31所示。

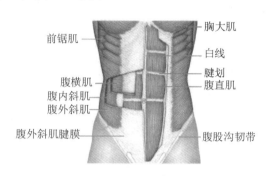

前锯肌
胸大肌
白线
腱划
腹直肌
腹横肌
腹内斜肌
腹外斜肌
腹外斜肌腱膜
腹股沟韧带

图 2-31　腹肌

4．四肢肌

1） 上肢肌

上肢肌可分为上肢带肌、臂肌、前臂肌和手肌四部分。肩部肌肉为运动肩关节的肌肉，如构成肩部圆隆的三角肌。上肢带肌，起自上肢带骨，止于肱骨，可以运动肩关节；臂肌包括肱二头肌、肱肌、肱三头肌；前臂肌分为前、后两群，前群为屈肌群，后群为伸肌群。上肢肌主要作用于肘关节、腕关节和手关节。

位于桡侧的手肌在手掌的拇指侧形成一隆起，称大鱼际，主要作用是运动拇指。位于尺侧的手肌，在手掌小指侧形成一小隆起，称小鱼际，可运动小指。中间群位于前臂的屈指肌腱的深面，主要为骨间肌，有内收或外展手指的功能。

2） 下肢肌

下肢肌分为髋肌、大腿肌、小腿肌、足肌。髋肌分为前、后两群。前群为屈肌，主要包括髂腰肌；后群为伸肌，有臀大肌、臀中肌和臀小肌。髂腰肌由腰大肌和髂肌组成。腰大肌位于腰部脊柱的两侧，髂肌位于腰大肌的外侧，起自髂窝，收缩时可屈髋关节。臀大肌起自骶骨、尾骨和髂翼，止于股骨臀肌粗隆，收缩时伸髋关节并股骨旋外。臀中肌和臀小肌位于臀大肌深面，起自髂骨翼外面，止于股骨大转子，收缩时外展大腿。

大腿肌前群为屈肌，有缝匠肌和股四头肌；后群为伸肌，有股二头肌、半腱肌和半膜肌；内侧群为收肌，有大收肌。

缝匠肌的特点是起自髂前上棘，斜向内下方，止于胫骨上端内侧面，作用是屈小腿，使已屈的小腿旋内，并协助屈大腿。股四头肌起点有四个头：股直肌、股外侧肌、股内侧肌、股中间肌，四肌向下集中形成一腱，止于胫骨粗隆，作用是伸小腿，股直肌还可屈大腿。

股二头肌有两个头：长头起自坐骨结节，短头起自股骨嵴，两头合并，止于腓骨小头。

半腱肌起自坐骨结节,止于胫骨上端内侧。半膜肌特点是起自坐骨结节,止于胫骨髁内侧面,作用是屈小腿和伸大腿。在屈膝关节时,股二头肌使小腿旋外,半腱肌和半膜肌使小腿旋内。大收肌起自耻骨下支、坐骨下支和坐骨结节,止于股骨嵴,主要作用是内收大腿。

小腿肌前群位于胫骨、腓骨和骨间膜的前面,为伸(背屈)踝关节肌和伸趾肌;外侧群附于腓骨的外侧面,为足外翻肌;后群位于胫骨、腓骨和骨间膜的后面,为屈膝、屈踝关节和屈趾肌。屈肌有小腿三头肌,由腓肠肌和比目鱼肌组成。

足肌主要位于足底,分布情况与手掌肌相似,主要作用是运动足趾和维持足弓。

(四)骨骼肌的特性

1. 展长性和弹性

一切肌肉都可因外力而被拉长,称为展长性;当除去外力后,又可恢复原状,称为弹性。肌肉中含有胶性物质,具有内部摩擦与阻抗形态变化的特性,所以肌肉的展长性和弹性与物理学上讲过的弹簧不完全一样。

2. 兴奋性、传导性与收缩性

肌肉与其他活组织一样,当接受刺激后产生反应的能力,称为兴奋性。肌纤维某一点受到刺激引起的兴奋迅速传播到整个肌纤维的特性称为传导性。肌肉兴奋的表现形式是收缩,肌纤维缩短并产生力量的机械变化称为收缩性。

第二节 学前儿童运动系统的特点

学前儿童正处在生长发育期,运动系统从解剖和生理特点两方面来看发育尚不成熟。学前儿童的骨头实际上应是217～218块,初生婴儿的骨头多达305块,因为儿童的骶骨有5块,长大成人后才融合为1块。儿童尾骨有3～5块,长大后也融合成1块。儿童有2块髂骨、2块坐骨和2块耻骨,到成人就合并为2块髋骨了。这样加起来,儿童的骨头要比成人多11～12块。

一、骨骼的特点

(一)骨头成分特点

骨骼.mp4

骨头的化学成分,除水分以外,还有无机盐和有机物。无机盐(主要是钙盐)赋予骨骼硬度,有机物(主要是蛋白质)赋予骨骼弹性。儿童骨头与成人骨头在成分上有明显不同。婴儿骨中有机物较成人多,约占2/3,成人约占1/3;幼儿骨头里无机盐和有机物各占1/2,所以幼儿的骨头韧性强,硬度小。成人骨头中无机盐约占2/3,有机物约占1/3,所以比较硬,不易弯曲。如果把成人的骨头比作干树枝,幼儿的骨头就像娇嫩的青枝。一旦发生骨折,幼儿骨头最外层的骨膜较厚,骨中有机物较多,在力学上具有很好的弹性和韧性,不容易折断,若遭受暴力发生骨折就会出现与植物青枝一样折而不断的情况,就好像鲜嫩的柳枝折断后,外皮还连在一起,即骨折部位还有部分骨膜相连,称为"青枝骨折"。宝宝关节面软骨较厚,关节囊、韧带的伸展性大,关节周围的肌肉细长,活动范围大于成人,但关节的稳定性差，也较脆弱，在外力的作用下容易脱位，易受伤害。骨的弹性大，可塑性强，且骨骼中软骨较多。因此，不良姿势容易造成骨骼变形。

"青枝骨折"常因为骨骼的良好弹性而多发生不完全断裂，按摩伤处时骨折的凹陷感不明显，断骨对周围组织的刺伤力较小，因此疼痛不如骨头完全断裂时明显，伤肢还可以做一些动作，常容易被忽视。如果耽误了复位时机，任其自然生长，肢体就会出现畸形，甚至影响正常功能。幼儿正处于生长发育期，经过及时治疗，骨折一般很快便可愈合。

(二)骨骼的特点

1. 骨骼在生长

人体四肢的骨头形状细长，称长骨。例如，上肢的肱骨、尺骨和桡骨，下肢的股骨、胫骨和腓骨等，都是长骨。人长个子主要是由于脊柱和下肢长骨的长度增加了。

出生时，长骨的两头还是软骨，软骨一面发育，使长度不断增加；一面钙化，到了发育成熟的年龄，长骨两头的软骨完全钙化了，就长成一根坚硬的成人的骨头，人也就不再长高了。

小儿的骨骼在不断加长、加粗，就需要较多的钙，同时还需要维生素 D，使吸收的钙沉淀到骨头里去。3 岁以前的婴幼儿，如果缺少维生素 D，身体里的钙、磷就不能被充分地吸收利用，骨头长不结实，就会得佝偻病(软骨病)。营养和阳光是婴幼儿长骨骼所必需的营养(阳光中的紫外线照射到皮肤上可生成维生素 D)。另外，适当的运动也是骨骼发育的重要条件。

2. 颅骨的特点

新生儿颅骨的高度与身高比较，相对较大，约为身高的 1/4，而成人约占身高的 1/7。新生儿牙齿未萌出，鼻窦未发育，咀嚼功能不健全，而胎儿脑及感觉器官发育较早，所以脑颅大于面颅；新生儿面颅为全颅的 1/8~1/7；到成年期，牙齿和鼻窦的发育，使面颅迅速扩大，约占 1/4；老年人骨质因吸收变薄，牙齿磨损脱落，面颅再次变小。

新生儿颅顶各骨间有一定的缝隙，由结缔组织膜封闭，缝隙交接处的膜称颅囟，其中有较大的前囟和后囟，二者分别位于矢状缝的前和后。前囟一般于一岁半左右闭合，后囟于出生后 2~3 个月闭合。前囟闭合的早晚可作为婴儿发育的标志和颅内压力变化的测试窗口。新生儿颅盖只有一层骨板，一般于 4 岁时开始逐渐分内、外两层，其间夹有松质称为板障，如图 2-32 所示。

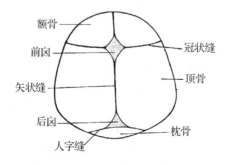

图 2-32 新生儿颅骨

3. 脊柱的特点

脊柱是人体的主要支柱，它上承头颅、下接骨盆，肋骨连在它上面，脊髓在它内部的空腔中通过。许多块脊椎骨叠起来，构成脊柱，脊椎骨周围的韧带和肌肉像带子一样，将脊椎骨牵拉固定住。从背面看脊柱，它又正又直，但从侧面看脊柱，它并非一根"直棍儿"而是从上到下有四道弯曲，这四道弯曲叫作"脊柱生理性弯曲"，即颈部前弯形成颈曲、胸部后弯形成胸曲、腰部前弯形成腰曲和骶尾部后弯形成尾曲，如图 2-33 所示。脊柱有了这几道弯曲，可以增大胸腔和盆腔的容积，并使人体重心后移，有利于保持直立。在人体做走、跑、跳等运动时，就更具有弹性，可以缓冲从脚下传来的震动，保护内脏，震动传到头部时也就微乎其微了。脊柱有了弹性也就更能负重。

上述生理性弯曲是随着小儿动作的发育逐渐形成的。出生后 2～3 个月会抬头，形成颈部前弯；6～7 个月会坐，形成胸部后弯；开始学走路，形成腰部前弯。但要到发育成熟的年龄时，这些生理性弯曲才能完全固定下来。

脊柱未完成定型以前，不良的体姿容易导致脊柱变形，发生不该有的弯曲，脊柱的功能也将受到影响。所以在幼儿园就要注意儿童坐、立、走的姿势。

所谓体姿，即坐、立、行时身体的习惯姿势。应从小培养小儿坐有坐相、站有站相，保护脊柱，预防脊柱变形。坐着时，两脚平放地上，不佝背，不耸肩，身子坐正；站着时，身子正，腿不弯，抬头挺胸；走路时，抬头挺胸，不全身乱扭。健美的体姿不仅使人看上去有精神，还可预防驼背和脊柱侧弯。

另外，长时间用单肩背书包会使脊柱两侧的肌肉和韧带得不到平衡发展，形成一侧肌肉、韧带过度紧张，导致脊柱侧弯。脊柱侧弯从后面看，是脊柱某一段偏离中线，向左或向右弯曲，如图 2-33 所示。

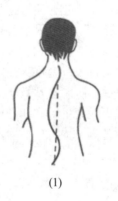
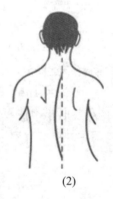

(1)   (2)

图 2-33　脊柱侧弯

4. 腕部的骨头

人一共有 8 块腕骨，但要到 10 岁左右 8 块腕骨才全部钙化。婴幼儿腕骨的发育是逐渐进行的，出生时腕骨都是软骨，随着年龄的增长，腕骨逐渐钙化，10 岁左右才完全骨化。所以，幼儿手腕的负重能力差，不要让幼儿提较重的物品。此外，幼儿运用手的精细动作，如写字、画画，时间也不宜过长，如图 2-34 所示。

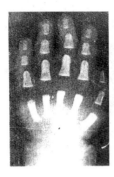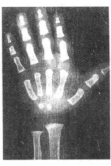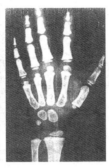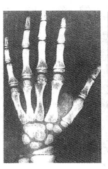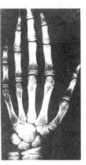

图 2-34　儿童腕骨发育过程

5. 髋骨的特点

髋骨由三块骨头拼成，这三块骨头愈合较晚，一般在 20～25 岁才愈合完全。女性的骨盆是胎儿自然分娩的骨产道，骨盆的大小、形状是否正常与能否正常分娩有很大的关系，如图 2-35(1)所示。学前儿童的髋骨与成人不同，它还不是一块严丝合缝的骨头。儿童的髋骨由髂骨、坐骨和耻骨三块骨头借助着软骨连结在一起，如图 2-35(2)所示。一般要到 25 岁左右，髋骨才能成为一块完整的骨头，如图 2-35(3)所示。由于这种特点，儿童在蹦蹦跳跳的时候，就要注意安全，避免三块骨在外力的作用下发生移动、错位。比如，从很高的地方往硬地上跳，或跳远没有沙坑保护，就可能使三块骨之间的软骨受损伤，骨头错位，致使骨盆变形。尤其对女孩，更要注意保护，以免在不知不觉中造成隐患。

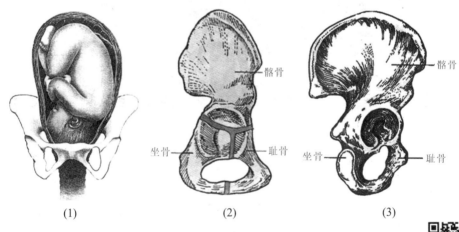

(1)　　　　　　　　(2)　　　　　　　　(3)

图 2-35　髋骨组成

肌肉系统特点与
保健.mp4

二、肌肉特点

(一)肌肉发育顺序

婴幼儿的肌肉发育是按从上到下、从大到小的顺序进行的，先发育颈部肌肉，然后是躯干，再是四肢。先发展大肌肉群，如腿部、胳膊；再发展小肌肉群，如手部小肌肉。因此，婴幼儿先学会抬头、坐、立、行、跑、跳等大动作，手部的精细动作要到 5 岁左右才能完成。大肌肉发育早，小肌肉发育晚：小儿会跑、会跳了，可是要让他画条直线却很难，这与各肌肉群发育的早晚不同有关。

(二)肌肉成分

婴幼儿肌肉中水分较多，蛋白质、脂肪、无机盐较少。肌纤维细，肌肉的力量和能量储备都不如成人。肌肉收缩力较差，容易发生疲劳，不能负重。但小儿新陈代谢旺盛，氧气供应充分，消除疲劳较成人快。

三、关节和韧带

(一)牵拉肘

幼儿的关节囊比较松弛，关节周围的韧带也不够结实，容易发生脱臼(俗称掉环)。当肘部处于伸直位置时，若被猛力牵拉手臂，就可能造成"牵拉肘"，这是一种常见的肘关节半脱臼。它常常是因为大人带着幼儿上楼梯，过马路，或帮幼儿穿脱衣袖时，用力牵拉、拎幼儿的手臂造成的。

肘部受伤后，手臂不能再活动，肘关节疼痛，手不能握物。经医生复位以后，要注意保护，以免再次发生脱臼，如图 2-36 所示。

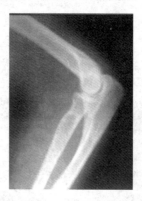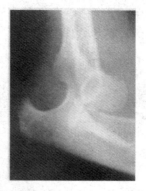

图 2-36　牵拉肘 X 光片

(二)足弓

足骨分为跗骨、跖骨、趾骨。足弓是由跗骨、跖骨以及足底的肌腱共同构成的弓。平常立足站立时，足部以后方的跟结节及前方的第 1、5 跖骨小头着地，从而保证直立时足底着地支撑的稳固性。

正常足底呈拱形叫脚弓，如图 2-37(1)所示。脚弓靠肌肉、韧带来维持。有了脚弓，脚下就有了弹性，可以缓冲在运动时产生的震动。站立时，人体重心可以分散在脚底的几个点上，站得更稳。脚弓还可以保护脚底的血管、神经免受压迫。若脚弓塌陷就成了扁平足，如图 2-37(2)所示。

婴儿胖乎乎的脚底板是平平的，不算扁平足，到会站、会走以后，才渐渐形成脚弓。形成脚弓以后，因为肌肉、韧带还不结实，若运动量不合适，就容易形成平脚。运动量过大，如长时间地站立、行走或负重，会使脚底肌肉过于疲劳而松弛；运动量太小，经常不活动，脚底的肌肉、韧带得不到锻炼，也不会结实。

小儿的脚长得很快，若鞋小了就要及时换。合脚的鞋才会穿着舒服，不会妨碍脚趾和脚弓的正常发育。

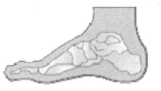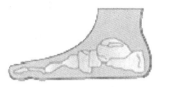

(1) 正常足(足弓正常)　　　　　　(2) 扁平足(足弓塌陷)

图 2-37　足的形态

第三节　学前儿童运动系统的保健

一、养成良好的行为习惯

(一)养成正确的站姿和坐姿

1. 教育学前儿童坐有坐相、站有站相

教育孩子要坐有坐相、站有站相，不仅是为了美观，更是为了保证孩子身心健康发育。不良体态如驼背、严重脊柱侧弯等，会使胸廓畸形，影响心肺发育，也容易使孩子产生自卑感，影响健全人格的形成，如图 2-38 所示。

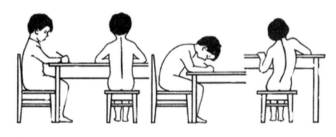

图 2-38　坐姿

正确的坐姿是"坐如钟"：整个身体的姿势保持自然状态，上身正直，两肩一样高，胸部不要靠在桌子上，胸部脊柱不要向前弯，脚自然地放在地面上，小腿与大腿成直角。不耸肩、不歪头，头部、脖颈与身体尽量保持直线，双肩微微向后舒张。纠正孩子的不良坐姿方法：家长在家每天与孩子一起看电视、聊天和写作业时，要依正确坐姿时时提醒孩子注意，这样坚持一个月，一定能收到可喜的效果。

正确的站姿是"站如松"：头端正，两肩平，挺胸收腹，肌肉放松，双手自然下垂，两腿站直，两足并行，前面略分开，身体的重心处于两足间的前端。纠正孩子的不良站姿方法：家长可以每天让孩子靠墙站立，站立时脚跟、小腿肚和臀部紧贴墙面，但背部要离墙 5~8 厘米。这样每天坚持做 15 分钟，大约一个月就会见效。建议家长和孩子一起做，这样可以增强孩子的兴趣和坚持做下去的毅力。

正确的走姿是"行如风"：正确的走路姿势应该从幼儿园时就开始培养。纠正孩子不良走姿的方法：如果家长在家里或与孩子外出时发现孩子有内、外八字脚，晃臂、扭臀、驼背等现象,家长就要及时提醒孩子纠正。帮孩子纠正里、外八字的方法:在地上画两条平行的直线,其间距为 8～10 厘米,然后教孩子沿着直线走,步伐由小到大,步速由慢到快;还可在地上拉一条布带,让孩子踩着布带跑,并要求孩子在跑动的时候挺胸。

2. 注意事项

为防止骨骼变形,形成良好体态,婴儿不宜过早坐、站,不宜睡软床和久坐沙发。应配备与幼儿身材相适应的桌椅,家长、教师要随时纠正孩子坐、立、行中的不正确姿势,并为孩子作出榜样。总之,应注意做到十个字:头正、身直、胸舒、臂开、足安。为了保护幼儿骨骼正常发育,要注意培养孩子正确的坐姿、站姿,同时还要保证孩子有充足的睡眠,睡眠时生长素分泌多,可以促进骨骼生长发育。

(二)养成科学的饮食习惯

骨的生长需要大量的钙质、维生素、蛋白质等;肌肉需要蛋白质、热量、无机盐等;韧带需要蛋白质、维生素等。学前儿童应该不偏食、不挑食,全面补充营养。维生素 A、D、C 和矿物质钙、铁、磷等是促进幼儿长高的重要成分,这些成分在牛奶、蛋类、豆类、鱼类、瘦肉等食品中含量丰富。

学龄前的儿童适当摄取钙质,对于促进骨骼发展及强化骨骼是有帮助的,家长应让孩子从牛奶、乳酪、鱼等食物中均衡摄取各项钙质,适度避免摄取减少或阻碍钙质吸收的雪碧、可乐等碳酸饮料。钙的来源以奶制品为主,主要是牛奶或乳制品、乳酪等,其他如豆类食品、绿叶蔬菜等。维生素 D 含量高的食物有鱼肉、奶油、蛋、肝等。另外摄取充足的维生素 C 有利合成胶原物质,它是骨骼的主要基质成分。

二、科学组织体育锻炼

(一)多做户外运动

学前儿童多在户外活动,积极参加运动,可以增加骨骼细胞的活力,有利于锻炼骨骼、肌肉。运动和阳光是长骨骼的"营养素"。体育锻炼和户外活动,可使肌肉更健壮有力,可刺激骨的生长,使身体长高,长骨骼的原料是钙和磷,阳光中的紫外线照在皮肤上会产生维生素 D,能促进钙和磷的吸收,预防佝偻病,并促进骨中无机盐的积淀,使骨骼更坚硬。运动还可以促进新陈代谢,加速血液循环,给骨骼组织输送更多的营养物质,使骨骼生长加速,骨质致密。

骑童车有助于孩子骨骼健康发育。骑童车是学前儿童锻炼身体的好方法,适当、科学的锻炼,可促进幼儿骨骼和肌肉的发育。但幼儿的生长发育尚未完全完善,父母需特别注意孩子在骑车中不要受伤。

(二)注意事项

(1) 教育孩子不要从高处往硬地上跳,避免伤着骨盆。

(2) 学前儿童关节窝浅、关节囊和韧带较松弛,容易脱臼。易脱臼部位有肩关节、肘关节(桡骨小头)、髋关节、下巴和手指等。

家长也要注意避免猛力牵拉孩子的手臂,防止孩子的肘关节、肩关节等脱臼。特别是大人带着孩子上楼梯，过马路，或帮孩子穿脱衣袖时，用力牵拉、拎孩子的手臂容易造成脱臼。肘部受伤后，手臂不能再活动，肘关节疼痛，手不能握物。经医生复位以后，还要注意保护，以免再次发生脱臼。

(3) 适度的运动有助于脚弓的形成。预防扁平足要从小做起。婴幼儿的脚没有脚弓，到能站立和行走时，才开始出现脚弓。婴幼儿的肌肉力度小、韧带发育不完善，长时间站立、行走或负重，可导致脚底的肌肉疲劳，韧带松弛，出现扁平足，影响行走和运动。家长和幼儿园教师不要体罚孩子，如罚站等。

学前儿童成长过程中腕骨、脊柱、骨盆的骨化易影响到孩子的生长发育。但学前儿童的骨含有较厚的骨膜及丰富的血管，骨膜内的成骨细胞会影响骨的生长及再生；学前儿童新陈代谢旺盛，骨愈合能力较强，骨的生长速度快，易修复，易再生。

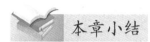 **本章小结**

运动系统由骨、骨连结和骨骼肌构成。成人骨骼共有 206 块，可分为长骨、短骨、扁骨和不规则骨四种类型。骨是由骨质、骨膜和骨髓等构成，组成骨的化学成分包括无机物和有机物，无机物主要是钙盐，它使骨具有脆性和坚硬；有机物主要是骨胶原纤维，它使骨具有韧性和弹性。骨的发生有膜内成骨和软骨内成骨两种方式，骨的生长有加长和加粗两种方式。骨与骨之间的连结称为骨连结，包括直接连结和间接连结。间接连结又称关节，关节的基本结构有关节面、关节腔和关节囊三部分。全身的骨通过骨连结，构成人体骨骼，全身的骨分为颅骨、躯干骨和四肢骨。颅骨可分为脑颅骨和面颅骨。躯干骨包括椎骨、肋骨和胸骨。椎骨又可分为颈椎、胸椎、腰椎、骶椎和尾椎，它们通过骨连结构成脊柱。胸椎、胸骨和肋骨通过骨连结构成胸廓。髋骨、骶骨、尾骨形成骨盆。四肢骨包括上肢骨和下肢骨。上肢骨和下肢骨又分为上下肢带骨和上下肢游离骨。上下肢带骨分别把上下肢与躯干相连接。骨骼肌构成全身的肌肉，全身肌肉可分为头肌、颈肌、躯干肌和四肢肌。头肌、颈肌主要包括咀嚼肌、面肌和颈肌。躯干肌包括背肌、胸肌、膈肌和腹肌，四肢肌又分为上肢肌和下肢肌。全身肌肉的分布与人直立行走、运动、劳动、语言密切相关。骨骼肌还具有展长性、弹性、兴奋性、传导性和收缩性等特性。

学前儿童的运动系统正处在生长发育时期，骨骼发育不够成熟。尤其是儿童脊柱的发育时间较长，在整个发育时期容易受多种因素的影响，应该注意预防脊柱畸形，如侧弯、驼背等。儿童的胸廓形成与年龄、性别、健康状况有关，如果幼儿时期缺钙使胸廓前后径扩大，胸骨突出，就会形成鸡胸，影响心肺的正常发育和生理功能。儿童的关节也容易脱臼，运动时家长和幼儿园老师要注意保护，儿童指骨、腕骨成熟都较晚，所以应该注意儿童的书写和劳动量。

体育锻炼可以促进全身的新陈代谢，加速血液循环，促进骨和骨骼肌得到更多的营养。经常参加体育锻炼的儿童，会使肌纤维变粗，肌肉重量增加，也可促进骨骼的生长发育，加速骨的钙化，使骨骼更加粗壮结实，同时又可促进韧带的发育，增加关节的牢固性和灵活性。

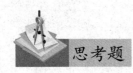 思考题

1. 简述人体骨骼的组成。
2. 骨的形态有哪些，说出长骨的组成和特点，并画出结构图。
3. 说出关节的结构和功能，并画出关节的结构图。
4. 儿童腕骨有什么特点，为什么选择儿童玩具要轻便耐用？
5. 什么是"青枝骨折"？
6. 儿童的髋骨与成人有哪些不同，并说出注意事项。
7. 儿童脊柱有什么特点，为什么要注意坐、立、行姿势？
8. 为什么预防扁平足要从小做起？
9. 什么是前囟和后囟，得佝偻病的原因是什么？
10. 小儿肌肉发育有什么特点，为什么容易疲劳？

第三章　呼　吸　系　统

呼吸系统(肺).mp4

本章学习目标

➤ 了解呼吸系统的基本结构。

➤ 了解学前儿童呼吸系统的特点。

➤ 掌握学前儿童呼吸系统的保健方法。

重点难点

➤ 呼吸道、肺的基本结构。

➤ 学前儿童呼吸道的特点。

➤ 学前儿童肺的特点。

➤ 幼儿园活动中呼吸系统保健方法的应用。

➤ 学前儿童呼吸道保健的基本方法。

第一节　呼吸系统的基本结构

呼吸系统由呼吸道和肺组成。

呼吸道.mp4

一、呼吸道

　　呼吸道由鼻、咽、喉、气管、支气管组成。根据其结构和功能，鼻至支气管各部是气体传导部分，肺是容纳气体和进行气体交换的器官。通常又将鼻、咽、喉称为上呼吸道，气管和支气管称为下呼吸道(见图 3-1)[1]。

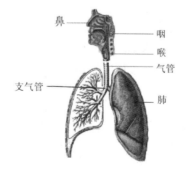

图 3-1　呼吸系统结构图

---

[1]　廖亚平. 儿童解剖学[M]. 上海：上海科学技术出版社，1987.

学前儿童呼吸器官的基本特点是组织娇嫩，呼吸道的黏膜容易损伤，在黏膜上有丰富的血管和淋巴管。

(一)鼻

鼻是呼吸道的起始部分，也是嗅觉器官，包括外鼻、鼻腔和副鼻窦。外鼻位于面部中央，由骨和软骨构成支架，外面覆以皮肤。上端较细为鼻根；往下延续为鼻梁；下端为鼻尖；鼻尖两侧部分为鼻翼。鼻腔位于额骨、两眶和口腔之间，被中隔分隔为对称的左、右两部分。各鼻腔又借鼻前孔与外界相通，借鼻后孔通于咽腔。鼻腔的前部为鼻前庭，即相当于鼻翼软骨和结缔组织所包绕处，覆以皮肤，在小儿时期没有鼻毛，在成人时期则有稀疏的鼻毛。鼻腔的其余部分又称固有外腔，均覆盖以黏膜。鼻腔除前、后鼻孔外，还具有顶、底和内、外 4 个壁。鼻旁窦，又称副鼻窦，为鼻腔周围含有空气与鼻腔相通的骨腔，共有 4 对，依其所在骨的部位分别称为上颌窦、额窦、蝶窦和筛窦(见图 3-2)。窦内均覆以黏膜，通过开口处与鼻腔黏膜相续。鼻旁窦的功能主要对发音起共鸣作用[1]。

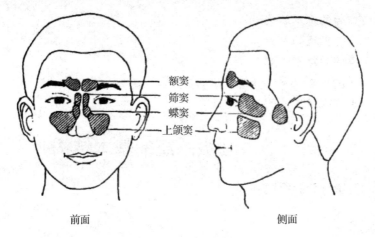

额窦
筛窦
蝶窦
上颌窦

前面　　　　　　　　　侧面

图 3-2　成人鼻旁窦表面投影

(二)咽

咽上起于颅底，下与食管相连，是消化管与呼吸道的交叉部位。鼻咽部的两侧壁上，相当于下鼻甲后方约 1cm 处，有咽鼓管咽口，咽腔经此通过咽鼓管与中耳的鼓室相通。咽鼓管咽口的前、上、后方的弧形隆起称为咽鼓管圆枕，它是寻找咽鼓管咽口的标志，咽鼓管圆枕后方与咽后壁之间的纵行深窝称为咽隐窝，是鼻咽癌的好发部位。鼻咽有阻塞，就会影响鼻腔的正常呼吸，以致张口呼吸(见图 3-3)。

(三)喉

喉是一个短的管状装置，位于颈前正中部，前面有舌骨下肌群覆盖，上借甲状舌骨膜与舌骨相连。喉上通咽腔，下接气管，是呼吸必经之道，也是发音器官，故结构复杂(见图 3-4)。

喉以软骨为支架，其软骨有单块的甲状软骨、环状软骨、会厌软骨和成对的杓状软骨、

---

① 廖亚平. 儿童解剖学[M]. 上海：上海科学技术出版社，1987.

小角软骨、楔状软骨等。这些软骨借韧带、膜、肌肉和关节互相连接构成一个管腔装置。腔内面覆盖以黏膜，与咽及气管的黏膜相连[1]。

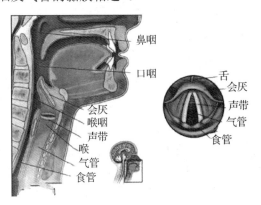

图 3-3　咽部结构图

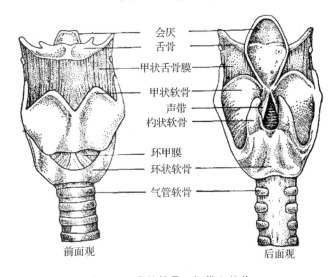

图 3-4　喉的软骨、韧带和关节

(四)气管和支气管

气管位于食管前方，为后壁略扁平的圆筒状管道。上与喉相连，向下进入胸腔，至第 4、5 胸椎交接处分为左、右支气管。气管由 14～16 个半环状的气管软骨和连于其间的环韧带构成，成人的气管长 11～12cm，气管软骨环的缺口朝向后面，缺口之间有弹性纤维膜联系，其内含有平滑肌。支气管分为左、右支气管。左支气管细而长，长 4～5cm，其上方有主动脉跨过；右支气管短而粗，长约 3cm，呈陡直的位置[2](见图 3-5)。因此，有异物误入气管时，最易进入右支气管内。支气管的构造与气管基本相似，左、右支气管在肺门处先分出肺叶支气管，经肺门入肺。

气管及支气管壁自内向外由黏膜层、黏膜下层及外膜 3 层组成。黏膜层有纤毛上皮细

① 廖亚平. 儿童解剖学[M]. 上海：上海科学技术出版社，1987.
② 左明雪. 人体解剖生理学[M]. 3 版. 北京：高等教育出版社，2015.

胞，纤毛可向咽喉方向摆动，将尘粒与细菌等随黏液一起运送到咽，经咳嗽反射排出。黏膜下层有气管腺，开口于黏膜表面，可分泌黏液。外膜由半环形透明软骨和结缔组织构成，软骨环缺口处的平滑肌收缩时，气管管径缩小。

儿童的气管和支气管管腔较成人狭窄，软骨尚未硬固，气管黏膜柔嫩，黏液分泌不足，纤毛运动能力差。因此，儿童的气管与支气管比成人易受损伤，尘埃颗粒及微生物的侵入对儿童的危害较大。

二、肺

肺为呼吸系统最重要的器官，位于胸腔内纵隔的两侧，左、右各一。肺组织呈海绵状，质软而轻、富有弹性。右肺因膈下有肝，较左肺宽而略短，由叶间裂和肺副裂分为上、中、下三叶；左肺因心脏偏左，较右肺窄而稍长，由叶间裂分为上、下两叶。左、右肺均近似圆锥形，上端为肺尖，下端为肺底(又称膈面)，外侧为肋面。肺表面覆盖浆膜，实质是各级支气管与细支气管分支相连的气泡，其余部分是结缔组织、神经、血管和淋巴管等，总称为肺间质。肺泡是人体内外气体交换的场所。肺内有 3 亿～4 亿个肺泡，呼吸系统总面积可达 $100m^2$。[1]

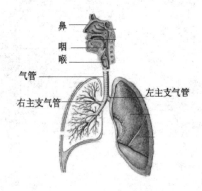

鼻
咽
喉
气管
右主支气管
左主支气管

图 3-5　气管、支气管和肺

(一)肺的导管部

从支气管入肺门处开始，在左肺分为两支，右肺分为三支。各支又各在一个肺叶中央部反复分支，形成树枝状，故称为支气管树。其最细的分支称为细支气管(又称小叶支气管)，一个细支气管连同所属的肺组织构成一个肺小叶。支气管分支次数越多，管腔越细，管壁越薄。其组织结构也发生改变，黏膜的上皮逐渐变薄，纤毛和腺体逐渐减少以至消失；外膜的软骨环逐渐变为片，并减少，至细支气管处完全消失，平滑肌则相对增多。平滑肌的舒张和收缩直接影响管腔的大小，这些平滑肌受迷走神经和交感神经的双重支配。迷走神经兴奋时，平滑肌收缩，管腔变小；交感神经兴奋时，平滑肌舒张，管腔变大，具有控制进入肺泡内气流量的作用。

吸烟可导致支气管黏膜的纤毛受损、变短，影响纤毛的清除功能，并可使黏膜下腺体增生、黏液分泌增多，阻塞细支气管。

---

① 廖亚平. 儿童解剖学[M]. 上海：上海科学技术出版社，1987.

(二)肺的呼吸部

肺的呼吸部包括呼吸性细支气管、肺泡管、肺泡囊和肺泡。

呼吸性细支气管兼有呼吸通道与气体交换的功能，其管壁的某些部位向外突出形成肺泡。肺泡是半球形的囊泡，直径 $200\sim250\mu m$，气体在此进行交换。在电子显微镜下观察，肺泡壁由单层上皮细胞构成，下面有一层基膜。成人肺泡有 3 亿～4 亿个，总面积约 $100m^2$。儿童肺的弹力组织发育较差，间质发育旺盛，血管丰富。

儿童 6～7 岁时，其肺泡的组织结构与成人基本相似，但肺泡数量较少。儿童随着年龄的增长、体格的发育，肺总容积则逐渐增加。出生后几个月及青春期发育最迅速。新生儿肺的重约为 50g，6 个月约为 100g，一岁约为 150g，12 岁约为 500g，成年人约为 1000g，吸烟可导致肺泡壁间隔的破坏和间质纤维化，还是肺癌的重要致病因素。

第二节 学前儿童呼吸系统的特点

一、学前儿童呼吸道的特点

(一)学前儿童鼻的特点

鼻是呼吸道的起始部分，又是嗅觉感受器，是保护肺的第一道防线，鼻由外鼻、鼻腔及鼻窦三部分组成。在新生儿期间，鼻部的发育与面部的发育相适应。面上部为感觉器的眼和鼻的所在地，与脑的发育相适应；面下部属呼吸器和消化器部分，在发育上处于相对落后状态。因此，新生儿面的上部非常宽，往下则迅速变窄。此时作为外鼻支架的骨和软骨是发育较差或不发育的。故新生儿的鼻比成人的鼻较短、较扁而相对较宽，鼻根很低，鼻梁不明显，鼻尖分不清楚，鼻前孔呈斜卵圆形。[①]

在以后的发育过程中，鼻的外形随着它的骨性和软骨性支架而变形。到 2 岁时，鼻软骨获得迅速的发育，此时鼻隔、鼻背、鼻尖和鼻翼的软骨均可明显分清，因此，鼻梁、鼻尖和鼻翼均可进一步分辨。但鼻骨还是软骨状态，鼻根仍呈扁塌状。一直到 7～8 岁时，鼻外形才接近成年人状态。此时，面上部由于颅底的伸长、上颌窦的确定和形成，面下部由于第二次生牙特别是新磨牙的萌出，故面部亦逐渐向成人状态接近。到青春期，外鼻和面又重新获得较快的发展而过渡到成年人状态(见图 3-6)。

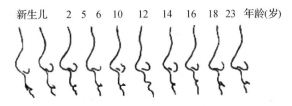

新生儿　2　5　6　10　12　14　16　18　23　年龄(岁)

图 3-6　鼻的轮廓变化

---

① 廖亚平. 儿童解剖学[M]. 上海：上海科学技术出版社，1987.

学前儿童鼻根扁而宽，鼻腔相对较短、狭窄，黏膜柔嫩，血管丰富，婴儿无鼻毛，因此易受感染。感染后，容易引起鼻黏膜充血、肿胀、流涕，造成鼻腔堵塞、呼吸不畅，甚至鼻炎。同时，鼻窦黏膜与鼻腔黏膜相连，鼻窦口相对较大，在出生后头几个月内，黏膜下由于缺乏海绵组织，婴儿较少发生鼻出血。

(二)学前儿童咽的特点

咽是一条前后略扁的漏斗形肌性管道，由黏膜和咽肌组成。自上而下分为鼻咽部、口咽部和喉咽部。咽下端和喉及食管相连，是呼吸道和消化道的共同通道。学前儿童咽部相对狭小，咽鼓管粗、短、直，呈水平位(成人呈斜向上)，口咽部的病原体易通过咳嗽、擤鼻涕等方式进入中耳而引发中耳炎。

(三)学前儿童喉的特点

喉是呼吸气体的通道，也是发音器官。喉由软骨、韧带、肌肉及黏膜组成。学前儿童喉腔狭窄，黏膜纤弱，血管及淋巴组织丰富，发炎肿胀时会呼吸困难。

1. 喉的位置

新生儿的喉，位置特别高，与舌骨很近，屈头时位于舌骨之后。据 Peter 测试，会厌软骨上缘平环椎前"弓"高，声门平枢椎体骨化中心高，环状软骨下缘平 3～4 颈椎间盘高。因此，比成年人高约 3 个椎体。在以后发育的过程中，喉本身的发育，以及颈椎加粗增长，因此喉的位置逐渐下降，称喉下降。在 1 岁时，环状软骨下缘平 4～5 椎间盘高，5～6 岁时，平 5～6 椎间盘高，到青春期已与成年人相仿。在成年后，会厌软骨上缘平 3～4 椎间盘高，环状软骨下缘平 6～7 椎间盘高。[①]

新生儿的甲状软骨与舌骨的距离很近。出生后头 8 个月，舌骨位于甲状软骨的前方，两者之间相距约 5mm。此时甲状舌骨韧带尚未形成。以后喉的位置由于下降，舌骨逐渐位于甲状软骨的上方。6 岁时甲状舌骨韧带出现，此韧带对喉有固定作用。

2. 喉的度量

新生儿的喉，较低而宽，较软，软骨很容易辨认，没有喉结。新生儿喉的高度，前正中 13mm，后正中 14mm；在平甲状软骨切迹下缘处的深度×宽度为 14mm×21mm，等于 1:1.5，一般认为男女新生儿的喉不存在性差。在以后的发育过程中，喉在头 1 岁时发育旺盛，以后则很微弱，到青春期又突然发育旺盛，再到成年还有一些增大。成年男性喉高，成年女性喉的度量比男性小，一般认为 10 岁以前男女之间没有多大区别，到青春期才出现明显的性差。

3 岁前男女儿童喉头外形相似，3 岁后男孩甲状软骨板角度变锐，5 岁时成长加快，10 岁后喉结逐渐明显。学前期声带短而薄，不够坚韧，故其声调比成人高。学前期声门肌肉易疲劳，如果过度用嗓，声带易充血肿胀变厚，变成"哑嗓子"。因此，应注意保护学前儿童的声带，如避免经常哭喊；避免唱一些音域广、音律复杂、音程跳动大的成人歌曲；等等。

---

① 廖亚平. 儿童解剖学[M]. 上海：上海科学技术出版社，1987.

3. 喉的软骨

喉的软骨有单块的甲状软骨、环状软骨、会厌软骨和成对的杓状软骨等。出生时，喉的软骨已相当发育，各软骨均已出现。本节主要引用 Peter 等研究新生儿喉和儿童喉发育状况的有关资料[①](见图 3-7)。

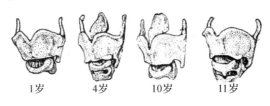

1岁   4岁   10岁   11岁

图 3-7   儿童的喉软骨

(1) 甲状软骨，是喉软骨中最大的一块。两侧为近四方形的板(左板和右板)，在前方互相融合成前角。新生儿的左、右两板稍短而宽，前角较扁平而圆，上切迹较宽而深。前正中高和前外侧高分别为 6.3mm 和 11mm，上切迹深 3~4mm，前角 130°，上、下角长分别为 6.2mm 和 4mm。在儿童时期，甲状软骨的形态在 10 岁前已逐渐改变，但其第二性征则在 10 岁以后才逐渐明显出来。其中前角的变化最为明显，喉结从 4 岁开始可以辨认，10 岁时清楚一些，但要完全形成则待成熟期以后。

(2) 环状软骨是喉软骨中唯一的环形软骨，位于甲状软骨下方，构成喉的底座，为喉的主要支架。其形似指环，由后部较高的环状软骨板和前部较低窄的环状软骨弓构成。弓与板连接处的外侧，两侧均有一个与甲状软骨下角相接的关节面。板上缘有椭圆形的关节面，与杓状软骨相关节。

新生儿的环状软骨，弓正中高和板正中高分别为 2.2mm 和 9.25mm，下口的矢状径和冠状径分别为 5.5mm 和 7.5mm，等于 1:1.4，呈横椭圆形。在儿童时期，环状软骨一般向着成年人的比例均匀而规则地发育，不明显存在周期性的问题。从 4~5 岁时起，板多不再倾斜，但其消失时间亦可提前或延后。到成年时弓正中高和板正中高分别为 7.9mm 和 27.1mm，板比弓高已由新生儿的 4.2 倍减为 3.4 倍。到 8 岁左右，下口已呈圆形，成年人下口的矢状径和冠状径分别为 21.3mm 和 21.4mm。

(3) 会厌软骨为一扁平软骨，形如树叶，上端较宽，下端为窄细的会厌软骨茎，借韧带连于甲状软骨前角的内面。会厌软骨的前面较隆突，对向舌；后面稍凹，对向喉口。当吞咽时，喉口即被关闭，以避免食物进入喉腔。

新生儿的会厌软骨，表面平滑不见结节，外形呈沟形等形式，侧缘卷曲，下端茎状不明。成年人甲状软骨前正中高和前外侧高分别为 17mm 和 29.3mm。上切迹高约 14.7mm。

(4) 杓状软骨：头端向上，有微小的小角软骨居其上；基底向下，与环状软骨上缘构成关节；在关节上可沿垂直轴做旋转运动。在基底有一向前突起的声带突，有声带附着；还有一个向外侧突起的肌突。新生儿的杓状软骨，从关节到小角软骨尖，高约 8mm，以后发育很慢，到 8 岁时才增加新生儿高的 1/2(12mm)，到青春期也没有显著增加；成年人为 20.3mm。

---

① 李静. 学前卫生学[M]. 北京：北京师范大学出版社，2015.

(四)学前儿童气管和支气管的特点

气管上端接喉的下方,下端在胸腔分出左、右支气管。气管和支气管以半环状的软骨为支架,从而保持管腔的张开状态。管腔内覆盖着有纤毛的黏膜,能分泌黏液,粘住灰尘、微生物,通过纤毛运动,被送到咽部,经咳嗽把痰吐出体外。[①]

1. 气管和支气管的形态

新生儿出生时,呼吸之前气管的内容以羊水为主。新生儿气管和支气管外面的色泽,无年龄区别,只是老年的软骨环因骨化而显出不规则的黄白色的钙化部分。但气管和支气管腔内的黏膜则有年龄特征,儿童由于黏膜血管丰富而呈粉红色,成年人的黏膜呈白色。

气管环的数目,出生后保持终身不变。软骨环与软骨之间的韧带,儿童期其大小在比例上没有很明显的改变。新生儿的气管壁一般比成人较厚。后侧的膜性壁在乳儿期,在比例上比成人稍宽。出生时呼吸前,气管圆周的形状不是整齐对称的,而是被压扁,特别是后侧膜性壁塌陷,致管腔呈不整齐的半月形等形状;进行呼吸以后,膜性壁开始紧张,逐渐开始恢复固有的形态,一般要到5~6个月才看不到受压的痕迹。

2. 气管和支气管的位置

气管位于脊柱前的疏松组织中,移动性很大,成年人做支气管镜检时,从对准右上叶的支气管移到对准左上叶的支气管时,其气管叉的位置移动约100mm。儿童气管的可移动性比成年人更大,因其具有更大的扩展性和更高的弯曲性。[②]在活体上可以观察到,气管和支气管的内腔,吸气时缩小,呼气时扩张。学前儿童在强迫呼气的情况下,可看到气管和主支气管的内腔完全消失。

(1) 学前儿童支气管上端的位置高低,取决于喉的位置,以及在年龄上的喉下降和气管软骨环及连于其间的结缔组织的增长。出生时,上端接环状软骨下缘处平3~4颈椎椎间盘高,以后到成人时平6~7椎间盘高。

(2) 气管分叉位置,据Peter统计,在新生儿平第3胸椎下缘至第4胸椎之间。1~2岁时下降至平第3胸椎下缘至第4胸椎下缘。3~13岁或至18岁,往上不超过第4胸椎中点,往下解剖不超过第5胸椎,X线不超过第6胸椎中点。

(3) 气管的分叉角:新生儿左、右支气管的行程像成人一样,对正中线的倾斜角,右侧的较小,左侧的较大。

学前儿童气管和支气管管腔狭窄,软骨柔软,肌肉发育不完善,缺乏弹性组织,黏膜富有血管。但纤毛运动能力差、黏液分泌量不足,抗病原体能力差。如有尘埃或微生物侵入,容易出现感染,引发呼吸道阻塞。因右支气管短而粗,如果一边吃饭一边说话,会厌软骨不能及时将喉入口处遮盖,很容易将食物掉入支气管,导致气管被堵塞。

二、学前儿童肺的特点

肺位于胸腔内,分为左、右两个部分。右肺分上、中、下三叶,左肺分上、下两叶,

---

① 廖亚平. 儿童解剖学[M]. 上海:上海科学技术出版社,1987.

② 李静. 学前卫生学[M]. 北京:北京师范大学出版社,2015.

组成肺的最小单位为肺泡，气体在此交换。婴儿期呼吸肌发育不完全，胸廓活动范围小，呼吸时膈肌上下移动明显，呈腹式呼吸；2 岁时呼吸肌逐渐发达，幼儿由于站立行走，腹腔器官下降，肋骨由水平位逐渐成斜位，幼儿开始出现胸腹式呼吸；7 岁后混合式呼吸占大多数，胸式呼吸在少数 9 岁以上的女孩中可见。学前儿童肺泡数量较少、含气量小，肺几乎完全充满胸廓、呼吸肌不发达，呼吸时活动范围小，吸气时肺的扩张有限，所以气体交换能力弱，肺活量小。加之，学前儿童新陈代谢旺盛，所以，其呼吸频率快，且年龄越小呼吸频率越快。因此，要组织学前儿童经常参加体育锻炼，以扩大胸廓活动范围，加强呼吸肌力量，增加呼吸道肺泡数，增加肺活量。同时，学前儿童肺的弹性组织发育差、血管丰富、充血较多，肺泡易被黏液堵塞引起肺气肿和肺瘀血等。因此，学前儿童发生肺炎后常会出现呼吸困难，出现因缺氧而导致的面色青灰，甚至抽风、昏迷。

(一)肺在第一次呼吸前后的特征

(1) 新生儿出生时第一次呼吸前，肺泡内完全没有空气，肺比较柔韧，表面平滑，其色因贫血呈灰白色或偏黄色。肺重于水，放在水里会沉于水中。未呼吸前，肺处于尚未扩张的胸腔中，主要填充于胸膜腔顶、肺沟和胸膜腔的侧部，因此，肺比较矮、窄、扁平。前缘和下缘锐利，膈面只是稍为凹陷(见图 3-8)。

(2) 第一次呼吸后，呼吸强壮的新生儿，在肺的各部分都充满了空气，但充满的程度或许没有达到可能的程度。肺充满空气后，比较柔软，呈浅红色，并随着呼吸的更充分而呈鲜红色，这是血的色加上肺泡中空气的色调和而成的，肺缘因肺泡扩张而变得较钝圆。

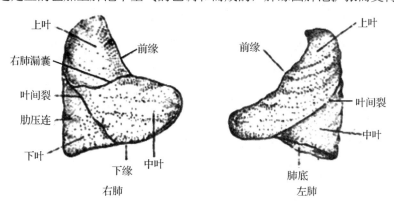

图 3-8　一个出生前肺的外面、侧观

(二)肺的体积

在成熟的新生儿未呼吸前不含气的肺为 59.6ml，在呼吸后含气的肺为 64ml，平均相差 4.4ml。新生儿含气肺的体积平均为 67.7ml，其中左肺较小，占 43.3%，右肺较大，占 56.7%，左肺比右肺为 1:1.3，以后到 1 岁时和青春期增加较多。到成年时，男子为 1617.8ml，女子为 1290.5ml，平均为出生时的 24 倍。

(三)肺的重量

肺的重量主要与血液充盈有关，一般认为，出生时未呼吸的肺较轻，而呼吸过的肺则因充满血液而较重。在儿童时期，一般肺的重量与体重的比例保持在变动幅度不大的范围内。

资料显示,出生后 1 个月,左、右肺的重量,男性平均为 27.15g 和 29.03g,女性为 26.97g 和 31.5g,右肺重于左肺。在以后发育过程中,波浪式地进展,其中有两个发育旺盛期。一次是头一年,是发育最旺盛的一年,以男性为例,到 10～12 个月时,比头 1 个月平均增加 3.3 倍(女性为 2.9 倍),其中在 4～6 个月时,比头 1 个月增加 2 倍(女性为 2.1 倍)。以后到 1～3 岁时,速度减慢为年增值平均 19g(女性为 25.1g)。4～9 岁时,发育的速度会回升,年增值平均 39.5g(女性为 39.9g)。接着男性 10～14 岁时,速度再减慢为年增值平均 22.7g,女性则在 10～11 岁时减慢更多。

第二次发育旺盛期,男性在 15～17 岁时出现新的高涨,年增值至平均 94.7g,到 18～20 岁减至平均 33g;女性在 12～20 岁时,年增值较均匀增加,平均在 46.9g。到 21～30 岁时,左、右两肺的重量:男性分别为 479g 和 520g,女性分别为 449g 和 520g。

第三节　学前儿童呼吸系统的保健

一、婴幼儿呼吸系统的卫生保健

(一)培养婴幼儿良好的卫生习惯

(1) 养成用鼻呼吸的习惯,充分发挥鼻腔的保护作用。
(2) 教会婴幼儿正确的擤鼻涕方法。
(3) 教育婴幼儿不要用手挖鼻孔,以防止鼻腔感染或引起鼻出血。
(4) 教育婴幼儿咳嗽、打喷嚏时,不要面对他人或用手帕捂住口鼻。
(5) 教育婴幼儿不蒙头睡觉,以保证吸入新鲜空气。

(二)科学组织婴幼儿进行体育锻炼和户外活动

户外空气新鲜,空气中含氧量高,每天组织婴幼儿进行体育锻炼和户外活动,不仅能改善血液循环,促进骨骼生长;还能够增加肌肉的力量,促进心肺功能,提高呼吸系统对疾病的抵抗力,预防呼吸道感染。学前儿童活动室、卧室也要经常通风换气,以保证空气质量。

(三)严防异物进入呼吸道

培养学前儿童安静进餐的习惯,教育学前儿童吃饭时不要哭闹,不要边吃边说笑,以免将食物呛入气管。不要让学前儿童玩纽扣、玻璃球、硬币、豆类等小东西,以免他们因好奇而把这些东西放入鼻孔,造成危险。

(四)保护婴幼儿声带

教师应选择适合学前儿童音域特点的歌曲或朗读材料,每句不要太长,过高或过低的音调都会造成声带疲劳。鼓励学前儿童用自然、优美的声音唱歌、说话,避免高声喊叫。唱歌或朗诵的时间不宜过长,防止声带过分疲劳。当咽部有炎症时,应减少发音,直至完全恢复。

二、常见呼吸道疾病

(一)上呼吸道感染

上呼吸道感染是由细菌或病毒引起的鼻咽部炎症。体弱儿常反复发生上呼吸道感染。

1. 症状

(1) 症状轻重不同。较大儿童多为鼻咽部症状，鼻塞、流鼻涕、打喷嚏、咳嗽、乏力，可有发热，一般经 3～4 天可自愈。

(2) 3 岁以下小儿可因高热(体温 39℃以上)出现惊厥，多发生在病初突发高热时。

(3) 若出现高热持续不退、咳嗽加重、喘憋等症状需及时诊治。

2. 护理

婴幼儿的上呼吸道感染有 90%是病毒引起的，因此，遇到婴幼儿发烧咳嗽时，不要马上服抗生素，应该以清热解毒、止咳化痰的中药为主。如果合并有细菌感染，比如细菌性肺炎，可以在医生指导下服用抗生素。退热药一般需要每隔 4 小时才能喂一次，而且低烧或中度发烧可以不服退烧药，高热时(39℃以上)再服。如果服药后发烧不退，又没到 4 个小时，可以采取物理降温的方法退烧，比如用冷毛巾冷敷颈部两侧、大腿根部、双腋窝部，或洗温热水澡(注意千万别着凉)，头枕凉水袋，等等。病儿宜卧床休息，多喝开水。饮食应有营养、易消化。

3. 预防

组织幼儿户外活动时，穿戴不宜过暖，并根据季节变化，提醒幼儿增减衣服。合理安排饮食。

(1) 应加强锻炼，多组织户外活动，学前儿童每天的户外活动时间不少于 2 小时。

(2) 活动室及卧室经常通风，常晒被褥，室内空气保持清新。

(3) 随着气候的变化，督促各班保育员及时为学前儿童添减衣服。入秋之后，不可添衣过快，一般比成人多一件即可。适当地让学前儿童经受冷、暖不同气候的刺激，使他们增强适应气候变化的能力。

(4) 冬春季，少去人多的公共场所。

(5) 做到生活有规律，饮食有节制，保证学前儿童的营养需要。少吃肥腻、甜食品。

(6) 教会学前儿童洗手的方法，勤洗手。

(二)肺炎

肺炎是学前儿童最常见的一种呼吸道疾病，在冬春季节患肺炎较多。由细菌和病毒引起的肺炎最为多见。

1. 症状

(1) 学前儿童得肺炎主要表现为发热、咳嗽、喘息。肺炎的发病可急可缓，一般多在上呼吸道感染数天后发病。最先见到的症状是发热或咳嗽，体温一般为 38℃～39℃，腺病毒肺炎的患儿可持续高烧 1～2 周。

(2) 身体弱的学前儿童会出现咳嗽、呛奶或奶汁从鼻中溢出等症状。得了肺炎的学前儿童普遍都有食欲不好、精神差或烦闹、睡眠不安等症状。重症患儿可出现鼻翼扇动、口周发青等呼吸困难的症状，甚至出现呼吸衰竭、心力衰竭。患儿还可出现呕吐、腹胀、腹泻等消化系统症状。

2. 护理

(1) 要保持安静、整洁的环境，保证患儿休息。工作中常见到在患儿的身边总是围着许多的长辈亲朋，这样一方面人多吵闹，不利于患儿休息，另一方面人多，呼出的二氧化碳积聚在内，污浊的空气不利于肺炎的康复。因此，室内人员不要太多，探视者逗留时间不要太长，室内要经常定时通风换气，使空气流通，以利于肺炎的恢复。

(2) 应注意合理的营养及补充足够的水分。肺炎患儿常有高热、胃口较差、不愿进食，所以饮食宜清淡、易消化，同时保证一定的优质蛋白。伴有发热者，给予流质饮食(如人乳、牛乳、米汤、蛋花汤、牛肉汤、菜汤、果汁等)，退热后可加半流质食物(如稀饭、面条、蛋糕之类的食品)，因为肺炎患儿呼吸次数较多及发热，水分的蒸发比平时多，故必须补充适量的糖、盐水。

(3) 加强皮肤及口腔护理。尤其是汗多的病儿要及时更换衣服，并用热毛巾把汗液擦干，这有利于皮肤散热及抵抗病菌。对痰多的病儿应尽量让痰液咳出，防止痰液排出不畅而影响肺炎恢复。在病情允许的情况下，家长应经常将学前儿童抱起，轻轻拍打背部，对卧床不起的患儿应勤翻身，这样既可防止肺部瘀血，也可使痰液容易咳出，有助于康复。

(4) 保持呼吸道通畅。学前儿童患肺炎时，肺泡内气体交换受到限制，体内有不同程度的缺氧。如果鼻腔阻塞或气管、支气管内有大量痰液，会影响空气的吸入，加重缺氧。因此，家长要及时为患儿清除鼻分泌物并吸痰以保持呼吸道通畅，且要防止黏稠痰堵塞及奶汁、药物呛入引起窒息。室内要保持一定的湿度，避免空气干燥，以利于痰液咳出。

(5) 按时服药、打针，以免影响疗效。小儿由于抗病能力较差，尤其是小婴儿病情容易反复，当家长发现学前儿童呼吸快，呼吸困难，口唇四周发青，面色苍白时，说明已缺氧，是病情加重的表现，必须及早抢救。

3. 预防

(1) 初春为感冒流行季节，尽可能少带学前儿童去公共场所。

(2) 坚持锻炼身体，增强抗病能力，同时注意气候的变化，随时给学前儿童增减衣服，防止伤风感冒。

(3) 如果学前儿童已感冒或咳嗽，并出现以下一种或几种情况，应及时请医生治疗：呼吸比平时加快，每分钟多于 60 次(小于 2 个月的宝宝)，或 50 次(2~12 个月的孩子)，或40 次(1~4 岁的孩子)；呼吸声音粗大；呼吸有间断；吸气时胸廓凹陷；鼻翼扇动；发出哼哼声；不能喝任何液体，一喝就呛；皮肤呈青紫色。

(4) 合理喂养，防止营养不良。

(5) 教育学前儿童养成良好的卫生习惯，不随地吐痰，让学前儿童多晒太阳。不断地增强抗病能力是预防该病的关键。

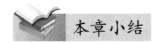 本章小结

　　本章主要讲述了呼吸系统的基本结构、基本特征和学前儿童呼吸系统的保健方法三个方面。呼吸系统由呼吸道和肺组成。呼吸道由鼻、咽、喉、气管、支气管组成。学前儿童呼吸器官的基本特点是，组织娇嫩，呼吸道的黏膜容易损伤，在黏膜上有丰富的血管和淋巴管。鼻是呼吸道的起始部分，也是嗅觉器官，包括外鼻、鼻腔和副鼻窦，新生儿的鼻比成人的鼻较短、较扁而相对较宽。咽上起于颅底，下与食管相连，是消化管与呼吸道的交叉部位，学前儿童咽部相对狭小，咽鼓管粗、短、直，呈水平位。喉上通咽腔，下接气管，是呼吸必经之道，也是发音器官，由软骨、韧带、肌肉及黏膜组成。学前儿童喉腔狭窄，黏膜纤弱，血管及淋巴组织丰富，发炎肿胀时会使呼吸困难。学前儿童的气管和支气管管腔较成人狭窄，软骨尚未硬固，气管黏膜柔嫩，黏液分泌不足，纤毛运动能力差。因此，儿童的气管与支气管比成人易受损伤。肺分为左、右两个部分，组成肺的最小单位为肺泡，气体在此交换。婴儿期呼吸以腹式呼吸为主；2岁时幼儿开始出现胸腹式呼吸。在学前儿童呼吸系统保健中，要注重培养婴幼儿良好的卫生习惯，并且科学组织婴幼儿进行体育锻炼和户外活动，在生活和游戏中严防异物进入呼吸道，保护学前儿童声带，预防常见呼吸道疾病，学会正确预防和护理呼吸系统疾病。

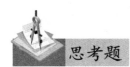 思考题

　　1. 简单说明呼吸道的基本结构。
　　2. 简单说明学前儿童咽的特点。
　　3. 从呼吸的基本特征角度说明在日常生活中应注意哪些问题。

第四章 消化系统

本章学习目标

➤ 掌握消化系统的基本生理功能。
➤ 了解消化系统的基本构造。
➤ 了解各个消化器官的结构及功能。
➤ 理解学前儿童消化系统的生理特点。
➤ 掌握学前儿童消化系统的保健方法。

重点难点

➤ 学前儿童消化系统的生理特点。
➤ 学前儿童消化系统的保健方法。

消化系统(口腔 咽 食管 胃).mp4

消化系统(小肠 大肠 直肠 肛门).mp4

第一节 消化系统概述

机体在进行生命活动的过程中需要不断地从外界环境摄取需要的营养物质，作为生长、修补和更新组织的材料及供给人体活动所需要的能量。消化系统的基本生理功能是摄取、转运、消化食物，吸收营养和排泄废物，这些生理功能的完成有利于整个胃肠道协调的生理活动。

一、消化系统的结构

消化系统由消化道和消化腺两大部分组成(见图 4-1)。消化道包括口腔、咽、食管、胃、小肠、大肠。消化腺可分为小消化腺和大消化腺两种：小消化腺数目甚多，散在于消化管各部的管壁内；大消化腺位于消化道外，如唾液腺、肝脏和胰腺，这类腺体通过导管开口于消化道。消化腺能分泌消化液。

二、消化系统的基本功能

消化系统的基本生理功能是摄取、转运、消化食物，吸收营养和排泄废物。

消化系统的基本功能是食物的消化和吸收，供给机体所需的物质和能量，食物中的营

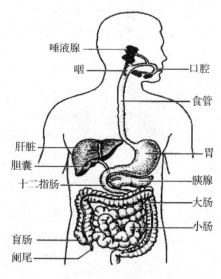

图 4-1　消化系统结构简图

养物质除维生素、水和无机盐可以被直接吸收利用外，蛋白质、脂肪和糖类等物质均不能被机体直接吸收利用，需在消化管内被分解为结构简单的小分子物质，才能被吸收利用。食物在消化管内被分解成结构简单、可被吸收的小分子物质的过程就称为消化；这种小分子物质透过消化管黏膜上皮细胞进入血液和淋巴液的过程就是吸收。对于未被吸收的残渣部分通过大肠以粪便形式排出体外的过程就是排泄。

消化过程包括物理性(机械性)消化和化学性消化两种功能。机械性消化和化学性消化两种功能同时进行，共同完成消化过程。

物理性(机械性)消化，是指食物经过口腔的咀嚼，牙齿的磨碎，舌的搅拌、吞咽，胃肠肌肉的活动，将大块的食物变成碎小的，使消化液充分与食物混合，并推动食团或食糜下移，从口腔推移到肛门的消化过程。

化学性消化，是指消化腺分泌的消化液对食物进行化学分解，由消化腺分泌的各种消化酶，将复杂的各种营养物质分解为肠壁可以吸收的简单的化合物。如糖类分解为单糖，蛋白质分解为氨基酸，脂类分解为甘油及脂肪酸等。然后这些分解后的营养物质被小肠(主要是空肠)吸收进入体内，进入血液和淋巴液。化学性消化加快食物分解，改善机械性消化，是食物最终吸收的必要条件。

第二节　消化系统的生理构造及功能

一、消化道

(一)口腔

口腔是消化道的起始部分，其内覆盖有黏膜层，功能是感觉食物的味道和搅拌食物。口腔里有牙齿、舌和位于两颊、舌下以及颌下的唾液腺的腺管开口。口腔前壁为上、下唇，借口裂通外界，侧壁为颊，上壁为腭，下壁为口腔底，后界经咽峡与咽相通，咽峡由腭垂、两侧的腭舌弓及舌根共同围成，是口腔和咽的分界。

1. 牙齿

牙齿是人体最硬的器官，主要功能是切断、撕裂和磨碎食物，此外，还具有保持面部外形和辅助发音等作用。

1) 牙齿的组成

牙齿可分为切牙、尖牙、前磨牙和磨牙 4 种。每个牙齿均由露在牙槽骨外的牙冠和长在牙槽骨内的牙根，以及牙冠、牙根之间的牙颈组成。图 4-2 为牙齿的排列及组成，图 4-3 为牙齿的外形结构。

(1) 切牙：俗称门牙，位于口腔前部的上、下颌骨，呈弧形排列，分为上颌中切牙、上颌侧切牙、下颌中切牙和下颌侧切牙，共 8 颗切牙。唇面牙冠呈楔形，牙根单一，切缘较薄，故其主要功能为咬断食物，以利白齿的咀嚼。

(2) 尖牙：俗称虎牙，位于近口角处，上、下、左、右共有 4 颗。牙冠呈圆锥形，切缘中央有一突出的牙尖，能切碎食物；牙根粗大且长，能深深埋在颌骨里，故能够承受较大的力量，支撑口唇使其丰满。

（3）前磨牙：又称双尖牙，位于尖牙之后，上、下、左、右共 8 颗，牙冠呈不正的立方形，牙根扁，为单根，唯上颌第一前磨牙通常有两个牙根，具有磨碎食物的功能。

（4）磨牙：位于前磨牙之后，通常有 8 颗或 12 颗，与前磨牙共称为磨牙组。牙冠大，呈立方形，上颌磨牙咬合面呈不正规的菱形，下颌磨牙咬合面呈长方形。通常有 4～5 个牙尖。第一个上颌磨牙一般有三个牙根，下颌磨牙为两个牙根。经切牙咬下来的食物或尖牙撕下来的食物，由舌头运送至大磨牙进行研磨。磨牙的合面由许多条沟和嵴组成，就好像石磨一样，有利于磨碎食物，便于胃肠道消化吸收。

2）牙齿的构成

牙齿的主要构成物质为牙质，外面包有牙釉质和牙骨质。牙骨质外还有由纤维组成的牙周膜，把牙齿固定在牙槽中。牙的中央有牙髓腔，内充满牙髓，并有丰富的血管和神经。如图 4-3 和图 4-4 所示。

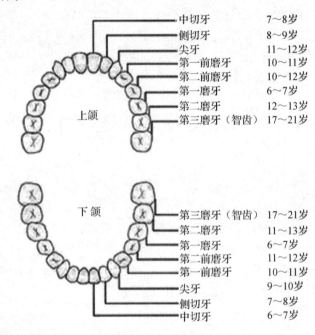

图 4-2　牙齿的排列及组成

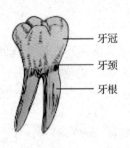

图 4-3　牙齿外形结构

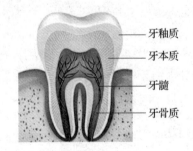

图 4-4　牙齿结构

（1）牙质：又称牙本质，是构成牙齿的主体，色淡黄有光泽，含有 70% 的无机物和 30% 的有机物。牙质中有神经末梢，是痛觉感受器。

（2）牙釉质：是位于牙冠表层的半透明、乳白色的钙化组织，含有 96% 的无机物和 4% 的水及有机物。

（3）牙骨质：是位于牙根表面的呈淡黄色的一层钙化结缔组织，含有 55% 的无机物，其构成和硬度与骨相似。牙骨质具有新生功能。

（4）牙髓：是髓腔内的疏松结缔组织，含血管、淋巴管、神经、成纤维细胞和成牙本质细胞，具有形成继发性牙本质的能力。牙髓神经为无髓鞘神经，无定位能力。

牙齿主要由钙盐构成，牙釉质、牙本质在受到酸的腐蚀后，会引起脱钙，易产生龋齿。而学前儿童的一些牙齿形态不是特别规则，等到发育出来以后，口腔卫生清洁不好，很容易造成一些细菌的腐蚀，造成一些奶渍引起的发酵现象，产生酸性物质，造成龋齿的发生。

2. 舌

舌位于口腔底部，由舌体、舌根和舌尖三部分组成，舌体占前 2/3，舌根占后 1/3，舌尖是舌的前端。舌的下面是舌系带。舌的结构可参照图 4-5 和图 4-6。

舌是由骨骼肌构成的肌性器官，骨骼肌可自由伸缩和卷曲，运动十分灵活，参与咀嚼、吞咽及协助语言等活动。舌表面有黏膜，上面布满黏液，黏膜上有许多粗细不等的突起，称舌乳头，舌乳头上皮中含有味蕾，味蕾中含有味觉细胞，可感受化学物质的刺激，形成味觉。

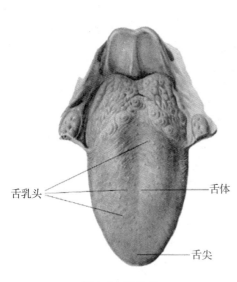

图 4-5　舌结构

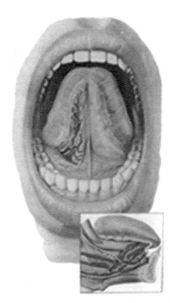

图 4-6　舌的下面

3. 唾液腺

唾液腺是口腔内分泌唾液的腺体，有小唾液腺和大唾液腺两类。小唾液腺散在于各部口腔黏膜内(如唇腺、颊腺、腭腺、舌腺)。大唾液腺包括腮腺、下颌下腺和舌下腺三对(见图 4-7)，它们是位于口腔周围独立的器官，但其导管开口于口腔黏膜。唾液腺分泌的唾液中含有水分，可以湿润口腔；含有唾液淀粉酶，能将食物中的淀粉分解成麦芽糖；含有溶菌酶，可分解蛋白质和直接杀灭细菌。因此，唾液具有滋润口腔、消化食物、杀菌、抗菌、保护胃黏膜等作用。

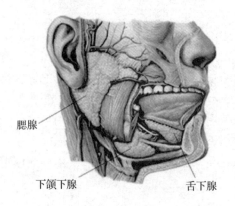

腮腺

下颌下腺　　　　　舌下腺

图 4-7　三对大唾液腺

(二)咽

咽是指口腔、鼻腔之后，食管以上的空腔处，呈前后略扁的漏斗状，是连接口、肺和胃的通道。咽由肌肉和黏膜构成，可分为三段：最上部分为鼻咽腔，中间部分为口咽腔，最下部分为喉咽腔(见图 4-8)。咽既是食物从嘴进入食管的通道，也是空气从鼻腔进入喉、气管的通道。

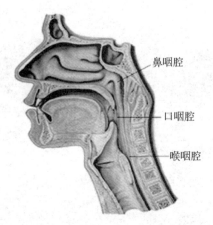

鼻咽腔

口咽腔

喉咽腔

图 4-8　咽的结构

(三)食管

食管即食道，上连于咽，沿脊柱椎体下行，穿过膈肌的食管裂孔通入胃，续于胃的贲门，是饮食入胃的通道。食管主要由环节肌层(内层)和纵行肌层(外层)组成。这两种肌肉的收缩蠕动，迫使食物进入胃，故其主要作用是向胃内推进食物。

(四)胃

1. 胃的结构

胃位于腹腔左上方，是一个大的蚕豆形肌性空腔脏器，包括贲门部、胃底、胃体和幽门部四部分。胃的上口为贲门，下口为幽门。贲门附近的部分称为贲门部。贲门平面以上，向左上方膨出的部分称为胃底。自胃底向下至角切迹处的中间大部分，称为胃体。胃体下界与幽门之间的部分，称为幽门部。胃的结构如图 4-9 所示。

2. 胃液

胃壁内表面为黏膜层，含有胃腺，可分泌胃液。胃液是一种无色、酸性液体，胃液中含有盐酸、胃蛋白酶、黏液、内因子和无机盐等。

（1）盐酸，即胃酸，由胃底腺的壁细胞分泌，其主要作用是激活胃蛋白酶原，为胃蛋白酶提供所需的酸性环境；使食物中蛋白质变性，易于分解；抑制和杀灭随食物进入胃内的细菌；形成的酸性环境利于铁和钙在小肠内的吸收。胃酸对消化吸收功能有重要的作用。胃酸分泌过少会引起消化不良、食欲不振；分泌过多会侵蚀胃和十二指肠黏膜，引发胃溃疡。

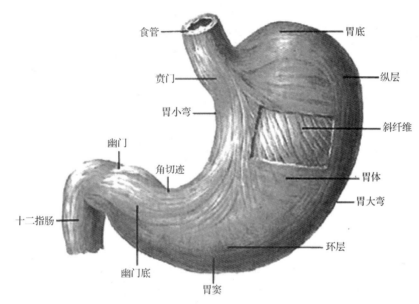

图 4-9　胃的结构

（2）胃蛋白酶，可在盐酸提供的酸性环境下转变为有活性的胃蛋白酶，胃蛋白酶可对蛋白质进行初步分解。

（3）黏液，由胃黏膜的表面黏液细胞及胃腺的黏液细胞分泌，呈弱碱性，可以防止盐酸对胃壁的侵蚀，具有保护胃黏膜的作用。

（4）内因子，是由胃底腺壁细胞分泌的一种糖蛋白，可与食物中的维生素 B12 结合，促进维生素 B12 的吸收。缺乏内因子会引起恶性贫血。

胃能暂时贮存并初步消化食物，胃壁上有发达的肌层，食物进入胃之后，通过胃的蠕动可以磨碎食物，促进胃液与食物的充分混合，最终形成少量的粥状食糜，逐渐地被推送至十二指肠。食糜由胃进入十二指肠的过程叫作胃的排空，胃的排空时间与食物的量、质和胃的运动状态有关。

(五)小肠

1. 小肠的结构

小肠位于腹中，上端接幽门与胃相通，下端通过阑门与大肠相连，是食物消化吸收的主要场所，包括十二指肠、空肠和回肠三部分。小肠与胃相接的部分为十二指肠；空肠主要位于左上腹，管径较粗，管壁较厚；回肠主要位于右下腹，管径较细，管壁较薄。小肠结构如图 4-10 所示。

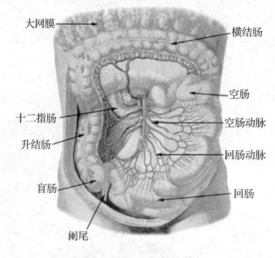

图 4-10　小肠的结构

2. 小肠内的消化液

食糜由胃进入小肠，开始了小肠的消化，由于胰液、胆汁及小肠液的化学性消化作用，以及小肠运动的机械性消化作用，食物的消化过程在小肠内基本完成，经过消化的营养物质也大部分在小肠被吸收，因此小肠是消化吸收的最重要部位。

(1) 胰液，由胰腺分泌，经过胰管排入十二指肠。胰液是一种碱性液体，含有大量的碳酸氢盐和多种消化酶，如胰淀粉酶、胰脂肪酶、胰蛋白酶等，可分别对淀粉、脂肪和蛋白质进行分解，碳酸氢盐可中和进入小肠的胃酸，使肠内保持弱碱性环境，有利于肠内消化酶的活动。

(2) 胆汁是黏稠、味苦、呈金黄色的液体，由肝脏分泌，存储于胆囊之中。当食物进入口腔、胃和小肠时，可以反射性地引起胆囊收缩，使胆汁流入十二指肠。胆汁的主要成分是胆盐和胆红素，胆盐能将脂肪乳化成微滴，促进脂肪酶对脂肪的分解。

(3) 小肠液，是由小肠内的肠腺分泌的一种弱碱性液体，内含多种消化酶，如肠淀粉酶、肠麦芽糖酶、肠脂肪酶、肠肽酶等。

当食糜进入小肠后，小肠会出现紧张性收缩、分节运动和蠕动的运动形式，可以完成对食糜的研磨、混合、搅拌等机械性消化。此外，肠表面的皱褶、绒毛和微绒毛所形成的巨大表面积使其吸收功能大大增强；肠壁分泌的黏液能润滑肠道及其内容物，水分能帮助溶解食物片段。小肠内的消化酶可以分解蛋白质、糖和脂肪，完成消化和吸收。

(六)大肠

大肠居于腹中，全程形似方框，续自回肠末端，止于肛门。大肠在外形上与小肠有明显的不同，一般大肠口径较粗，肠壁较薄。大肠包括盲肠、阑尾、结肠、直肠几个部分。盲肠是大肠的起始部分，位于腹部右下方；盲肠上连着一条细小的盲管为阑尾。大肠的结构如图 4-11 所示。

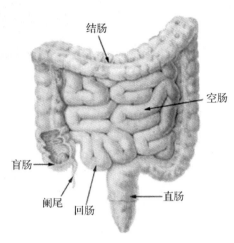

图 4-11　大肠的结构

大肠内没有重要的消化活动，其主要功能是吸收食物残渣中的水分、无机盐、部分维生素和暂时贮存粪便，粪便可经直肠由肛门排出体外。直肠是紧接乙状结肠下面的管腔，止于肛门。通常，粪便储存于降结肠内，故直肠腔是空的。当降结肠装满后，粪便就会排入直肠，引起便意。成人和年龄大的儿童可忍住便意，一直到他们到达厕所。婴儿和年幼儿童则缺少这种为推迟排便所必需的肌肉控制。肛管的下界是肛门。肛门是消化道远端的开口，废物就由此排出体外。肛管内面以肛皮线为界，上方为黏膜，下方为皮肤。肛管周围的肛门外括约肌能使肛门保持关闭。

二、消化腺

(一)肝脏

肝脏是人体最大的消化腺，位于腹腔的右上部。肝脏具有多方面的生理功能，具有物质代谢、分泌和排泄胆汁、储藏养料、解毒和造血的功能。肝脏结构如图 4-12 和图 4-13 所示。

在消化过程中，肝脏产生的胆固醇可用于制造胆汁，虽然胆汁无法起到消化作用，但可以促进脂肪乳化，有利于脂肪的消化和吸收。胆汁中含有胆盐和胆红素，胆盐可以增加胆固醇、脂肪和脂溶性维生素的溶解性，促进机体对它们的吸收，并刺激大肠分泌水，有助于肠内容物在其中的运行；胆红素是红细胞破坏后产生的代谢废物，可随胆汁排出。

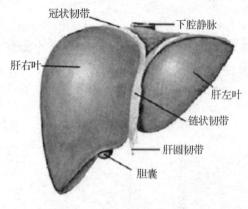

图 4-12　肝的前面观图

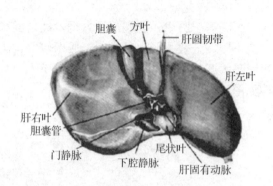

图 4-13　肝的后面观图

(二)胰腺

胰腺位于胃的后方，分为外分泌部和内分泌部两部分。

外分泌部由腺泡和腺管组成，腺泡分泌胰液，腺管是胰液排出的通道。胰液中含有碳酸氢钠、胰蛋白酶原、脂肪酶、淀粉酶等，胰液通过胰腺管排入十二指肠，有消化蛋白质、脂肪和糖的作用。内分泌部又称胰岛，分泌胰岛素和胰高血糖素，调节体内血糖浓度，保持血糖相对稳定。

第三节　学前儿童消化系统的生理特点

一、消化道的生理特点

(一)口腔

学前儿童口腔较小，口腔黏膜细嫩、干燥，供血丰富，容易破损和感染。

1. 牙齿

牙齿的生长分三个阶段，即生长期、钙化期和萌出期。

乳牙在胎儿 5~6 个月已开始钙化，出生 6~8 个月萌出，2~2.5 岁出齐，共 20 颗。小儿乳牙萌出时一般无痛苦，个别会出现短暂的疼痛、暴躁、脸颊发红、流口水、啃咬东西、牙龈肿胀、睡眠不稳等现象。小儿乳牙生长顺序如表 4-1 所示。

恒牙在乳牙期已开始钙化，6~7 岁萌出，渐次与乳牙交换，7 岁左右全部交换完毕。恒牙中有 20 颗与乳牙进行交换，还有 12 颗磨牙是从乳牙后方增生出来的。

学前儿童因牙釉质薄，牙质密度低，牙髓腔较大，牙齿表面的窝沟多，容易被酸性物质腐蚀患龋齿。图 4-14 和图 4-15 为学前儿童常见的牙齿疾病。

2. 舌

学前儿童的舌短而宽，灵活性较差，对食物的搅拌、协助吞咽的能力不足。

表4-1　小儿乳牙生长顺序

上排牙齿	长牙时间	长牙顺序(岁)	下排牙齿	长牙时间	长牙顺序(岁)
乳上中切牙	8～12 个月	2	下第一乳磨牙	23～31 个月	9
乳上侧切牙	9～13 个月	3	下第二乳磨牙	14～18 个月	6
乳上尖牙	16～22 个月	7	乳上尖牙	17～23 个月	8
上第一乳磨牙	13～19 个月	15	乳下侧切牙	10～16 个月	4
上第二乳磨牙	25～33 个月	10	乳下中切牙	6～10 个月	1

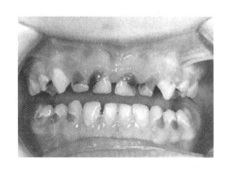

图 4-14　幼儿龋齿

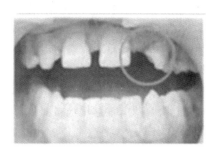

图 4-15　乳牙缺失

3. 唾液腺

唾液腺在出生时已形成，但发育不足，分泌唾液较少，其中淀粉酶含量也不足，但出生后 3～4 个月唾液腺发育完全，唾液的分泌量增加，淀粉酶含量也增多。由于婴儿口腔较浅，又不会调节口内过多的唾液，因而表现为流涎现象，即所谓"生理性流涎"。

(二)食管

学前儿童的食管短而狭窄，黏膜细嫩，管壁肌组织及弹力纤维发育较差，容易受损。因此，学前儿童偏好吃细滑的食物。

(三)胃

学前儿童胃的容积小，黏膜柔软而富有血管，胃壁薄，胃壁的弹性组织、肌肉层及神经组织发育较差，因而胃的蠕动功能差。学前儿童胃腺数量少，胃液分泌量比成人少，因此学前儿童的消化能力较弱。

(四)小肠

学前儿童的小肠相对较长，其肠管的总长度约为身体的 6 倍，而成人仅为 4.5 倍；肠黏膜的发育较好，有丰富的毛细血管和淋巴管，吸收能力相对较强；肠内的消化液的质量差，因此学前儿童的消化能力较差。

(五)大肠

学前儿童大肠的肠道肌组织和弹性纤维还没有发育完善，肠的蠕动能力不强，肠内容物通过肠道的速度慢，容易发生便秘，且肠壁屏障功能较差，肠腔内的毒素及消化不完的产物较易通过肠壁进入血液，引起中毒。所以，当幼儿有了便意时应让其及时排便，并让幼儿多吃含纤维量较高的蔬菜、水果及一定比例的粗粮；肠系膜的发育不完善，因此肠的位置固定较差，如坐便盆或蹲的时间过长容易出现脱肛现象。

二、消化腺的生理特点

(一)肝脏

学前儿童肝脏体积相对成人较大，5～6岁时的肝重约占体重的3.3%，而成人只占体重的2.8%；肝细胞分化不全、组织软弱、肝功能不完善，解毒能力差，但由于其新陈代谢旺盛，肝细胞再生能力强，在患肝炎后治疗和恢复较快，不易出现肝硬化；胆汁分泌量较少，胆汁内含有较多的水分、黏液素和色素，促进胰腺、肠液消化作用的物质较少，因此消化脂肪的能力差，不能摄入过量的蛋白质和脂肪；肝糖原储存量相对较少，容易饥饿而发生"低血糖症"(心慌、出冷汗、无力、有饥饿感)，甚至出现"低血糖休克"；损害肝功能的药物要慎用。

(二)胰腺

婴幼儿胰腺富有血管及结缔组织，实质细胞较少，分化不全；新生儿胰液所含脂肪酶活性不高，直到2—3岁时才能接近成人水平；婴幼儿时期胰液及其消化酶的分泌易受过热天气和各种疾病的影响而被抑制，容易发生消化不良。

第四节　学前儿童消化系统的保健方法

一、爱护牙齿，注意用牙卫生

乳牙不仅是咀嚼的工具，而且对促进颌骨的发育和恒牙的正常生长很重要。乳牙要使用6～10年，因此，应采取切实有效的措施保护牙齿。

(一)养成进食后漱口的好习惯

教育学前儿童进食后及时用温水漱口，及时清除掉口腔里的食物残渣。

(二)正确刷牙

学前儿童在3岁后应逐渐学会刷牙，早、晚各1次，晚上尤其重要。家长或教师应教会儿童正确的刷牙方法。

选择儿童牙刷，刷毛尽可能要柔软一些，刷牙前用热水将牙刷浸泡一会儿，牙刷最好使用2～3个月及时更换。使用含少量氟的牙膏，因为氟可与珐琅质结合形成一层保护膜，从而防止酸对牙齿的腐蚀；但不可使用含氟过多的牙膏，因为过多的氟可使牙齿表面形成斑点。另外，每次使用牙膏的量要少，以免幼儿吞咽体内。

(三)不吃过冷、过热或过于坚硬的食物

当牙齿受忽冷忽热的刺激或咬核桃等硬东西后，可能会使牙釉质产生裂缝或脱落，从而损伤牙齿。

(四)预防牙齿排列不齐

1. 正确喂奶

喂奶时将孩子抱起取坐位或半坐位，以免牙床受到压迫。

2. 避免养成不良习惯

教育学前儿童不吸吮手指及奶嘴，不咬铅笔、指甲等硬物，出牙时不用舌头舔牙，以免牙齿外翘。

3. 防止乳牙过早缺失

乳牙如果过早缺失，邻近的乳牙将向空隙倾斜，或乳牙未及时脱落，均会导致恒牙不能从正常位置萌出，从而使恒牙排列不齐。

4. 合理营养和户外活动

牙齿的主要构成物质是磷酸钙，要帮助学前儿童补充合理营养，保证钙、磷的摄取；同时还应经常参加户外活动，适当接受紫外线的照射，保证身体中维生素 D 的含量，以免体内缺钙。

5. 定期检查

尽量给学前儿童做定期的牙齿检查，每三个月到半年接受一次检查，以便有问题及时发现并对症处理。

二、养成良好的饮食习惯

学前儿童的消化能力较弱，所以应培养幼儿细嚼慢咽，定时定量，少吃零食，不偏食，不吃过冷、过热的食物等习惯。同时，还应避免进食时说说笑笑，以防食物呛入气管。

细嚼慢咽不仅有助于食物的消化与吸收，促进学前儿童面部肌肉的发达，避免食管受到损伤，胃负担加重及阑尾炎的发生，同时还可以预防肥胖症。饮食定时定量不仅能保证摄取适量的营养物质，同时能大大减少胃、肠疾病的发生。学前儿童平时应少吃零食，饭前半小时不吃零食。偏食容易导致学前儿童体内缺少一些营养成分，如钙、锌、铁等，会影响学前儿童的生长发育。

三、注意饮食卫生，防止病从口入

学前儿童消化能力较差，所以应少吃些不易消化的食品。要注意饮食卫生，教育孩子饭前便后要洗手。

四、保持愉快情绪，安静进餐

组织学前儿童进餐时，可播放轻松愉快、悠扬悦耳的音乐；如果在餐厅就餐，餐厅的灯光应柔和，墙壁粘贴水果等壁画，释放香喷喷的气味等激发幼儿的食欲，促进副交感神经的兴奋，增强消化器官的功能。

进餐前后不宜处理学前儿童行为上的问题，以免影响幼儿的食欲。

五、饭前、饭后不做剧烈活动

剧烈运动时，大部分血液涌向运动器官，从而使消化器官的血液量减少；交感神经的兴奋性增强，使消化器官的功能减弱；尤其是饭后胃肠充满食物，剧烈活动将牵拉胃肠系膜，导致胃下垂等疾病的发生。

六、养成良好的排便习惯

对 6 个月以上的婴幼儿应逐步训练定时大便的习惯，如此既可以防止便秘的发生，又有利于教师的管理。另外，平时应经常组织学前儿童参加户外活动，多吃蔬菜、水果，多喝开水，预防便秘。

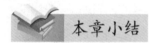 本章小结

消化系统的主要生理功能是摄取、转运、消化食物，吸收营养和排泄废物，供给人体生长、发育、组织更新修复所需要的材料及人体生命活动所需要的能量。本章主要讲述了消化系统的基本结构及其功能、学前儿童消化系统的生理发育特点及卫生保健措施。

消化系统由消化道和消化腺构成，消化道由口腔、咽、食管、胃、小肠和大肠组成，形成了消化吸收、运送食物和排除残渣的"流水性通道"；消化腺主要介绍了肝脏和胰腺，其作用是分泌消化液，对食物进行化学性消化，促进营养物质的吸收利用。

学前儿童的消化系统主要具有吸收能力强、消化能力差、肠的固定位置较差的特点，因此，在为幼儿选择吃食上应优选易消化、有营养的食物，但不能给幼儿吃营养过于丰盛的食物，不利于幼儿的消化吸收。此外，幼儿的免疫能力较差，易发生口腔疾病和肠胃疾病，需多关注幼儿的饮食卫生，保护幼儿消化器官的健康发育。

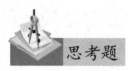 思考题

1. 消化系统的基本结构有哪些？各结构的功能是什么？
2. 学前儿童消化系统的生理发育特点是什么？
3. 如何保护学前儿童肠道的健康？

第五章 循 环 系 统

本章学习目标

➤ 掌握循环系统的概念。
➤ 了解循环系统的基本内容。
➤ 理解循环系统的特征。
➤ 掌握学前儿童循环系统的保健方法。

重点难点

➤ 学前儿童循环系统的基本结构。
➤ 学前儿童循环系统的特征。
➤ 学前儿童循环系统的保健方法。
➤ 幼儿园活动中循环系统保健的基本应用。

第一节　循环系统的基本结构

循环系统是分布于全身各部的连续封闭管道系统，它包括血液循环系统和淋巴循环系统。血液循环系统内循环流动的是血液。淋巴循环系统内流动的是淋巴液。淋巴液沿着一系列的淋巴管道向心流动，最终汇入静脉。

一、血液循环系统

(一)心脏

血液.mp4

心脏位于胸腔内，膈肌上方的两肺之间。心脏外形像桃子，位于膈肌之上，两肺间而偏左，是主要由心肌构成的中空器官，有左心房、左心室、右心房、右心室四个腔[1]。左心室与主动脉相连，右心室与肺动脉相连，左心房与肺静脉相连，右心房与上、下腔静脉相连。左、右心房之间和左、右心室之间均由间隔隔开，故互不相通，心房与心室之间有瓣膜，这些瓣膜使血液只能由心房流入心室，而不能倒流。心脏作用是推动血液流动，向器官、组织提供充足的血流量，以供应氧和各种营养物质，并带走代谢的终产物，使细胞维持正常的代谢和功能(见图5-1)[2]。

心脏的特殊传导系统是由特殊心肌细胞组成的，其功能是引起心脏自动节律性兴奋，

---

[1]　左明雪. 人体解剖生理学[M]. 3 版. 北京：高等教育出版社，2015.
[2]　廖亚平. 儿童解剖学[M]. 上海：上海科学技术出版社，1987.

并将冲动传导到整个心脏，以协调心房和心室按一定的节律进行收缩。这个传导系统包括窦房结、房室结、房室束及房室束在室间隔两侧的左、右分支。左、右分支分别在左、右两侧心内膜深部下降，逐渐分为细小的分支(见图 5-2)[1]。

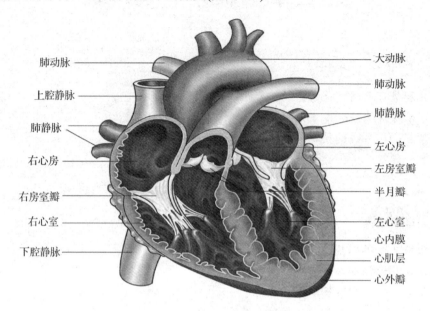

图 5-1　心脏的内部结构图

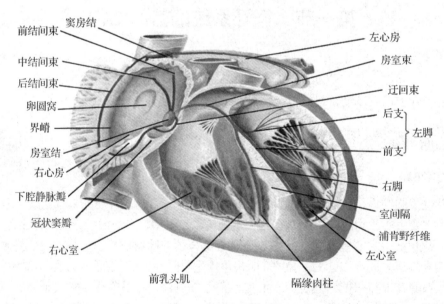

图 5-2　心脏的传导系统

---

① 左明雪. 人体解剖生理学[M]. 3 版. 北京：高等教育出版社，2015.

(二)血管

血管是生物运送血液的管道，依运输方向可分为动脉、毛细血管与静脉。动脉从心脏将血液带至身体组织；毛细血管连接动脉与静脉，是血液与组织间物质交换的主要场所(见图 5-3)[①]；静脉将血液自组织间带回心脏。

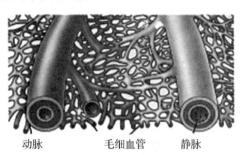

动脉　　　　毛细血管　　　静脉

图 5-3　血管示意图

动脉是运送血液离心的血管，从心室发出后，反复分支，越分越细，最后移行于毛细血管。动脉管壁较厚，能承受较大的压力。体动脉中的血液含有较多的氧气，血色鲜红。肺动脉中的血液含有较多的二氧化碳，血色暗红。大动脉管壁弹性纤维较多，有较大的弹性，心室射血时管壁扩张，心室舒张时管壁回缩，促使血液继续向前流动。中、小动脉，特别是小动脉管壁的平滑肌较发达，可在神经体液调节下收缩或舒张，以改变管腔和大小，影响局部血流阻力，血液的流速快。起于左心室的动脉称主动脉，主动脉全长分为升主动脉、主动脉弓和降主动脉 3 段。

静脉是引导血液回心的血管，小静脉起于毛细血管网，行程中逐渐汇成中静脉、大静脉，最后开口于心房。静脉因所承受压力小，故管壁薄、平滑肌和弹力纤维均较少，弹性和收缩性均较弱，管腔在断面上呈扁椭圆形。静脉的数量较动脉多，由于走行的部位不同，头颈、躯干、四肢的静脉有深、浅之分，深静脉与同名的动脉伴行，在肢体的中间段及远侧段，一条动脉有两条静脉与之伴行。浅静脉走行于皮下组织中，静脉间的吻合较丰富。静脉壁的结构也可分为内、中、外膜，在大多数的静脉其内膜反折，形成半月形的静脉瓣，以保障血液的向心回流。

毛细血管是连接于动、静脉之间的极细微的血管网，直径仅 $7\sim9\mu m$，主要由一层内皮细胞构成，具有一定的通透性，血液在毛细血管网中流速缓慢，其功能是利于血液与组织之间进行物质交换。各器官和组织内毛细血管网的疏密程度差别很大，代谢旺盛的组织和器官如骨骼肌、心肌、肺、肾和许多腺体，毛细血管网很密；代谢较弱的组织如骨、肌腱和韧带等，毛细血管网则较稀疏。毛细血管数量很多，除软骨、角膜、毛发上皮和牙釉质外，遍布全身。毛细血管内血液流速慢，弹性小，通透性大。这些特点有利于血液与组织之间充分进行物质交换。

(三)血液循环

血液在由心脏和全部血管组成的封闭管道中循环流动，这一过程就是血液循环。它可

---

① 廖亚平. 儿童解剖学[M]. 上海：上海科学技术出版社，1987.

分为体循环和肺循环。体循环又称大循环。当心室收缩时，含有丰富的氧和营养物质的动脉血，由左心室射入主动脉，经各级分支流向毛细血管，血液中的氧和营养物质透过毛细血管壁进入组织，同时组织在代谢过程中产生的二氧化碳和其他代谢产物透过毛细血管壁进入血液，并流经各级静脉向心回流，最后经上、下腔静脉流回右心房。肺循环又称小循环。当心室收缩时，血液由右心室射入肺动脉，经其各级分支到达肺泡周围的毛细血管网，经气体交换后从肺静脉流回左心房。由肺循环返回左心房的动脉血，再经左房室口进入左心室，又接续体循环(见图5-4)[①]。

肺循环：右心室—肺动脉—肺部的毛细管网—肺静脉—左心房。

体循环：左心室—主动脉—各级动脉—身体各处的毛细血管网—各级静脉—上、下腔静脉(体静脉)—右心房。

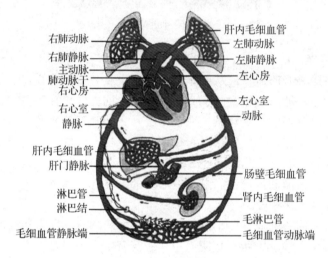

图 5-4　血液循环图

(四)血液

血液是流动在人的血管和心脏中的一种红色不透明的黏稠液体，血液由血浆和血细胞组成(见图5-5)[②]。血浆中 90%～92% 是水分，只有少量无机盐、蛋白质、葡萄糖等化学物质。血浆相当于结缔组织的细胞间质，其中血清为浅黄色半透明液体，血浆中除含有大量水分以外，还有无机盐、纤维蛋白原、白蛋白、球蛋白、酶、激素、各种营养物质、代谢产物等。血细胞由红细胞、白细胞和血小板组成。红细胞含有血红素以输送氧气，在红细胞上的糖蛋白决定了血型是哪一类。红细胞在血中所占的比例称为红细胞压积。人体所有红细胞的表面积总和大约是人体外皮肤面积的 2000 倍。白细胞是免疫系统的一部分，负责破坏及移除年老或异常的细胞及细胞残骸，以及攻击病原体及外来物体。血小板负责凝血，把纤维蛋白原变成纤维蛋白。纤维蛋白结成网状聚集红细胞形成血栓，血栓阻止更多血液流失，并帮助阻止细菌进入体内。

---

① 左明雪. 人体解剖生理学[M]. 3 版. 北京：高等教育出版社，2015.
② 廖亚平. 儿童解剖学[M]. 上海：上海科学技术出版社，1987.

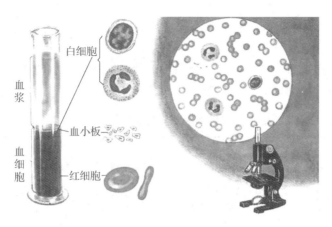

图 5-5　血液的组成

1. 血浆的理化特性

血液的颜色呈红色，临床做某些血液成分检验时，要求空腹采血。全血比重为 1.050～1.060，其大小主要取决于红细胞数量及血浆蛋白含量，液体黏滞性是由其内部分子或颗粒之间的摩擦引起的，正常人血浆的 pH 值为 7.35～7.45。血浆 pH 值低于 6.9 或高于 7.8 时，将危及生命[①]。

血浆的渗透现象是指被半透膜隔开的两种不同浓度的溶液，水分子从低浓度溶液通过半透膜向高浓度溶液中扩散的现象。渗透现象发生的动力是渗透压。渗透压是指溶液中的溶质颗粒吸引水分子透过半透膜的力量。

血浆渗透压的大小与血浆的溶质颗粒数成正比，而与溶质颗粒的种类、化学性质和大小无关，其正常值为 708.9 kPa。血浆渗透压由血浆晶体渗透压和血浆胶体渗透压组成。等渗溶液如生理盐水和 5%葡萄糖溶液等。

2. 血细胞的成分和功能

1）　红细胞的数量、形态和功能

正常成熟的红细胞无核，呈双凹圆盘形。红细胞是血液中数量最多的血细胞，正常成年男性平均约为 $5.0×10^{12}$/L；女性约为 $4.2×10^{12}$/L。红细胞中含有丰富的血红蛋白，成年男性为 120g/L～160g/L；女性为 110g/L～150g/L。临床上将外周血中红细胞数、血红蛋白值及红细胞比容低于正常或其中一项明显低于正常称为贫血。

红细胞的主要生理功能是运输 O_2 和 CO_2，并能缓冲血液酸碱度的变化。

红细胞生成的前提条件是红骨髓造血功能正常，当骨髓受到某些药物(抗癌药、氯霉素等)、射线等理化因素的作用时，其造血功能受到抑制，出现全血细胞减少，称为再生障碍性贫血。红细胞的生成原料是铁和蛋白质，它们是合成血红蛋白的基本原料。青春期铁需求量增大，如摄入不足、吸收利用障碍和长期慢性失血等，会导致机体缺铁，从而使血红蛋白减少，引起临床上常见的缺铁性贫血(小细胞低色素性贫血)。在红细胞分裂和成熟过程中，需要叶酸和维生素 B12 参与。当叶酸和维生素 B12 缺乏时，红细胞分裂延缓甚至发育

① 左明雪. 人体解剖生理学[M]. 3 版. 北京：高等教育出版社，2015.

停滞，引起巨幼红细胞性贫血[①]。

2） 白细胞的数量、分类和功能

正常成人白细胞总数为$(4.0\sim10.0)\times10^9$/L，新生儿白细胞可达$(12.0\sim20.0)\times10^9$/L。饭后、运动、妊娠分娩及月经期等均可使白细胞增多(见表 5-1)。

表 5-1 白细胞分类计数及主要生理功能

分类	百分比(%)	主要生理功能
中性粒细胞	50～70	吞噬细菌，尤其是入侵的化脓性细菌
嗜碱性粒细胞	0～1	与组织中的肥大细胞共同参与过敏反应
嗜酸性粒细胞	1～4	限制过敏反应，参与蠕虫免疫
淋巴细胞	20～40	参与特异性免疫
单核细胞	2～8	吞噬病原微生物及衰老细胞，识别杀伤肿瘤细胞

3） 血小板

血小板是骨髓中成熟的巨核细胞脱落下来的细胞质碎片，体积小，无细胞核。正常成人血小板数为$(100\sim300)\times10^9$/L。剧烈运动、妊娠、较大损伤后可使血小板增多；妇女月经期血小板减少。当血小板少于 50×10^9/L 时，称血小板过少，人体可出现异常出血倾向；当血小板多于 1000×10^9/L 时，称血小板过多，则易发生血栓。

血小板的生理功能是维持血管内皮完整性，参与生理性止血，促进凝血。

3. 血型

血型是以血液抗原形式表现出来的一种遗传性状。广义的血型应包括血液各成分的抗原在个体间出现的差异。ABO 血型系统可分为 A、B、AB 和 O 型等 4 种血型。红细胞含 A 抗原和 H 抗原的叫作 A 型，A 型的人血清中含有抗 B 抗体；红细胞含 B 抗原和 H 抗原的叫作 B 型，B 型的人血清中含有抗 A 抗体；红细胞含 A 抗原、B 抗原和 H 抗原，叫作 AB 型，这种血型的人血清中没有抗 A 抗体和抗 B 抗体；红细胞只有 H 抗原，叫作 O 型，O 型的人血清中含有抗 A 抗体和抗 B 抗体。另外，输血时以输同型血为原则。在必要时，可以少量输入 O 型血。在大部分人的红细胞上存在另一类抗原，称为 Rh 因子。根据红细胞膜上 Rh 因子建立的血型系统称为 Rh 血型系统。通常将红细胞膜上含有 D 抗原的，即称为 Rh 阳性，反之则为 Rh 阴性。在我国各民族中，99%汉族人为 Rh 阳性，仅 1%为 Rh 阴性[②]。

(五)血压

血液在血管中流动时对血管壁的侧压力称为血压，不同血管处的血压不同。正是由于各血管具有不同的血压，才使血液能够循环。一般所说的血压是指动脉血压。心室收缩时，主动脉压急剧升高，在收缩期的中期达到最高，这时的动脉血压值称为收缩压；心室舒张时，主动脉压下降，在心舒末期动脉血压的最低值称为舒张压。收缩压和舒张压的差值称为脉搏压，简称脉压。一个心动周期中每一瞬间动脉血压的平均值，称为平均动脉压。平均动脉压大约等于舒张压加 1/3 脉压。一般所说的动脉血压是指主动脉压。我国健康青年人

① 廖亚平. 儿童解剖学[M]. 上海：上海科学技术出版社，1987.
② 左明雪. 人体解剖生理学[M]. 3 版. 北京：高等教育出版社，2015.

在安静状态时的收缩压为 100～120mmHg，舒张压为 60～80mmHg，脉压为 30～40mmHg。动脉血压除存在个体差异外，还有性别和年龄的差异。一般说来，女性在更年期前动脉血压比同龄男性的低，更年期后动脉血压升高。新生儿的收缩压仅为 40mmHg 左右。出生后第 1 个月内，收缩压很快升高，到第 1 个月末约可达到 80mmHg。以后，收缩压继续升高，到 12 岁时约为 105mmHg。在青春期，收缩压又较快地上升，17 岁的男性青年，收缩压可达 120mmHg。青春期以后，收缩压随年龄增长而缓慢升高。至 60 岁时，收缩压约为 140mmHg。

二、淋巴循环系统

淋巴循环系统.mp4

(一)淋巴系统的组成及主要功能

淋巴系统是循环系统的组成部分，是人体内重要的防御功能系统，它由淋巴管、淋巴结、脾等组成。

1. 淋巴管

淋巴管可根据结构和功能的不同，分为毛细淋巴管、淋巴管、淋巴干和淋巴导管。毛细淋巴管是淋巴管的起始部分，位于组织间隙，以膨大的盲端起始，彼此吻合成网(见图 5-6)。毛细淋巴管汇合成淋巴管，其数量超过静脉血管。

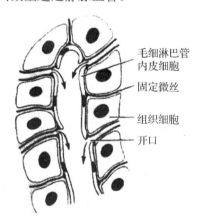

毛细淋巴管内皮细胞

固定微丝

组织细胞

开口

图 5-6　毛细淋巴管盲端结构

淋巴管的主要功能是回收一部分组织液，是淋巴循环的管道。其特点是管壁较薄，瓣膜很多。瓣膜的出现是毛细淋巴管过渡到淋巴管的主要标志。瓣膜的结构与静脉瓣者相似，但数量多，具有防止淋巴逆流的作用。四肢淋巴管的瓣膜发育良好，下肢多于上肢。瓣膜间距各处不一，在近器官处平均为 2～3mm，一般的淋巴管中为 6～8mm，淋巴干中为 12～15mm，在淋巴导管中为 6～10mm。瓣膜附着处扩张成窦形，使淋巴管的外观呈串珠状。淋巴管在其向心行程中，至少流经一个淋巴结，有的经过 8～10 个淋巴结。据报道，心脏、食管、甲状腺、肾上腺等器官的淋巴管在汇入淋巴导管之前，可无淋巴结介入。淋巴管之间的交通支甚多，其数量多于静脉，除浅、深淋巴管(以深筋膜为界)之间存在着广泛的吻合以外，身体左、右两侧的淋巴管之间也可互相交通。其具有年龄特征，胚胎期及新生儿淋巴管的管腔宽大，2～3 岁以后淋巴管逐渐变细，数量亦减少。

2. 淋巴结

淋巴结为圆形或椭圆形结构，大小不一，主要由淋巴组织和淋巴窦组成，外面包以致密结缔组织被膜，被膜向淋巴结内伸入，形成许多间隔或小梁，构成淋巴结的网状支架，并把淋巴结实质分隔成许多部分。淋巴结内靠近周围部分称为皮质，内含由淋巴细胞聚集而成的一些团块，称为淋巴小结。小结的中央常有细胞分裂增殖现象，故称生发中心。淋巴结的中央部分称为髓质，主要由淋巴组织构成条索状的髓索构成。淋巴结内，凡是淋巴所循行的通道，称为淋巴窦。淋巴从输入管进入淋巴结的淋巴窦，再经输出管流出。当淋巴流经淋巴窦时，淋巴才获得了由淋巴组织所产生的淋巴细胞。淋巴结数量较多，有浅、深之分，一般都沿血管周围分布，多成群位于身体较隐蔽的凹窝处，如腋窝、腹股沟、器官门或胸腹腔大血管附近。

淋巴结主要功能是产生淋巴细胞、浆细胞和抗体及滤过淋巴液，淋巴细胞在淋巴结内成熟后，被淋巴液带入血液循环，保持机体有一定的细胞免疫和体液免疫反应水平。当细菌、异物随淋巴进入淋巴结时可被淋巴窦内的吞噬细胞吞噬。淋巴结成群存在，各群均收纳从一定区域回流的淋巴液。在体表极易摸到的淋巴结群有头颈部淋巴结群、腋窝淋巴结群、腹股沟淋巴结群。

3. 脾

脾是重要的淋巴器官，位于腹腔的左上方，呈扁椭圆形，暗红色、质软而脆，当局部受暴力打击易破裂出血。脾位于左季肋区，胃底与膈之间，恰与第 9~11 肋相对，其长轴与第 10 肋一致。正常情况下，左肋弓下缘不能触及。脾分为内、外两面，上、下两缘，前、后两端。内面凹陷与胃底、左肾、左肾上腺、胰尾和结肠左曲为邻，称为脏面。脏面近中央处有一条沟，是神经、血管出入之处，称为脾门。外面平滑而隆凸与膈相对，称为膈面。上缘前部有 2~3 个切迹，称脾切迹。脾肿大时，脾切迹可作为触诊的标志。在脾附近，胃脾韧带及大网膜中，常可见到暗红色、大小不等，数目不一的副脾。因脾功能亢进做脾切除时，应将副脾一并切除。脾属于网状内皮系统，是人体最大的淋巴器官，其结构基本上与淋巴结相似，由被膜、小梁及淋巴组织构成。其与淋巴结不同的地方是没有淋巴窦，但其中具有大量血窦。

脾主要有以下功能。

(1) 脾脏是人体的"血库"，当人体休息、安静时，它贮存血液；当处于运动、失血、缺氧等应激状态时，它又将血液排送到血循环中，以增加血容量。

(2) 脾脏犹如一台"过滤器"，当血液中出现病菌、抗原、异物、原虫时，脾脏中的巨噬细胞、淋巴细胞就会将其吃掉。

(3) 脾脏还可以制造免疫球蛋白、补体等免疫物质，发挥免疫作用。脾是血液循环中重要的过滤器，能清除血液中的异物、病菌以及衰老死亡的细胞，特别是红细胞和血小板。因此，脾功能亢进时可能会引起红细胞及血小板的减少。

(4) 脾脏还有产生淋巴细胞的功能。

(二)淋巴循环的意义

(1) 回收蛋白质：每天组织液中有 75~200g 蛋白质由淋巴液回收到血液中，保持组织液胶体渗透压在较低水平，有利于毛细血管对组织液的重吸收。

(2) 运输脂肪：由小肠吸收的脂肪，80%～90%是由小肠绒毛的毛细淋巴管吸收。

(3) 调节血浆和组织液之间的液体平衡：每天在毛细血管动脉端滤过的液体总量为2～4L，其中约3L经淋巴循环回到血液中去，即一天中回流的淋巴液的量大约相当于全身的血浆总量。

(4) 清除组织中的红细胞、细菌及其他微粒：这一机体防卫和屏障作用主要与淋巴结内巨噬细胞的吞噬活动和淋巴细胞产生的免疫反应有关。

第二节 学前儿童循环系统的特点

一、血液循环系统的特点

(一)心脏的特点

心脏位于胸腔内，大小似本人拳头，外形像倒放的桃子。心脏内有四个腔，上面两腔称为左、右心房，下面两腔称为左、右心室。心室与动脉血管相通，心房与静脉血管相通。心脏是血液循环的动力器官，通过有节律地收缩与舒张使血液在全身得以循环流动。学前儿童心脏体积的比例大于成人，约占体重的0.89%，成人的约占体重的0.48%，重量和容积随年龄的增长而增大。总体而言，学前儿童心脏容量小，心壁较薄，弹性纤维少，心肌纤维细弱，收缩能力差，心率快。学前儿童每搏输出的血量比成人少，学前儿童新陈代谢旺盛，身体组织对氧气需要量多，但幼儿心脏输出量有限，为满足新陈代谢需要，只有增加脉搏的频率来弥补，所以学前儿童的心率较快，且节律不稳定，随着年龄的增长，心脏调节能力日趋完善及心肌纤维变粗，心率也随之递减(见表5-2)。所以，要经常组织学前儿童进行体育锻炼和户外活动，以提高心脏的功能，促进血液循环。但组织活动时应注意，运动量要适度，对不同体质的学前儿童应安排不同的活动项目；活动程序要符合生理要求，如活动前应做好准备活动；剧烈运动后不能立即停止，以免造成暂时性脑缺血。此外，应给学前儿童提供宽松适度的服装和鞋袜，以利于心脏活动和血液循环。

表5-2 不同年龄正常儿童的心率

年龄	平均心率频次
新生儿	140
1～12月	120
1～2岁	110
3～4岁	105
5～6岁	95
7～8岁	85
9～15岁	75

(二)血管的特点

学前儿童的血管长度比成年人短，血管壁较薄，弹性小，儿童的血管在发育过程中，血管会发生改变，如圆周、长度、行程等方面，不论在绝对值还是相对值方面，都随着身体的发育和供应情况而呈明显的年龄特征。肝、肾、皮肤和肠的毛细血管，在绝对值方面比以后年龄都宽大。幼年儿童，动脉和部分静脉的管腔及毛细血管都相对特别宽大，一般认为这与身体迅速发育有关。

动脉内径相对比成人宽，动静脉的口径相差较小。在发育过程中的一般规律是：其大小，在绝对值方面是随着年龄的增加而不断增大；在相对值方面，1岁时与身长的相对比例明显较宽，以后逐渐相对较窄，到青春期为最小，然后又再增大。从20岁起，增大很小；但到40岁以后，往往又有所增大；在50～70岁时，与身长对比的宽度几乎达到出生时的比例。

静脉在幼龄儿童特别窄，在成年人的静脉可大于动脉2倍。静脉的行程在儿童比成年人较直。在青春期，静脉的发育特别旺盛。在发育过程中，静脉的大小、长度、行程等方面的改变，一般随着身体的发育和供应情况而显示类似动脉那样的年龄特征。

血压低于成年人。由于幼儿心肌收缩能力较弱，心脏排出的血量比较少，同时动脉血管径比较粗，血液在血管中流动的阻力小，所以幼儿血压低于成年人，年龄越小血压越低。

(三)血液的特点

血液由血浆和血细胞组成。血浆中90%～92%是水分，只有少量无机盐、蛋白质、葡萄糖等化学物质。血细胞由红细胞、白细胞和血小板组成。

学前儿童血液总量(存在于循环系统中的全部血液量)增加快，血液量比成人多。新生儿血液总量约为300ml，1岁时加倍，10岁时为新生儿的6～7倍。血液量增加快，所需造血原料也随之增多。应注意饮食中铁、蛋白质和维生素B12、叶酸等造血原料和与红细胞发育成熟有关的营养素的供给。

血浆含水分较多，含血凝物质较少，出血时凝固较慢。红细胞含血红蛋白较多，并具有强烈吸氧性。白细胞在婴儿出生时最高，在4～5岁时降到最低，以后逐渐达到成人水平。白细胞的嗜中性粒细胞游走能力和吞噬功能较差。因此，学前儿童抵抗力较差，易患传染病。学前儿童血液中含水分和浆液较多，含凝血物质及盐类较少，故学前儿童出血时血液凝固较慢，如新生儿出血需8～10分钟才能凝固，幼儿需1～6分钟，而成人只需3～4分钟。

5岁以内的幼儿均为红骨髓参与造血，5～7岁的幼儿长骨中出现脂肪细胞，随着年龄的增长，由脂肪细胞组成的黄骨髓增多，而红骨髓相应减少，一般能满足生长发育的需要。当贫血时，黄骨髓能恢复潜在的造血功能，同时肝、脾也能恢复胎儿时期的造血功能。故贫血可有肝、脾肿大的特征。

二、淋巴循环系统的特点

(一)淋巴管的特点

全身最大的淋巴管是胸导管，收纳除头颈右半、右上肢、右半胸大部分以外的全身的淋巴管。它由身体下半部的淋巴管汇合成的一条肠干在腹腔平第1～2腰椎处合成延状膨大的起端，称乳糜池。起始后往上穿过膈主动脉裂孔入胸腔，经后纵隔到左颈根部，汇入左静脉角。在胎儿和新生儿，乳糜池像成年人那样膨大的很少，他们往往缺乏乳糜池，但在成年人则常见。乳糜池外，在成年人多数可看到强大而稠密的淋巴丛，在新生儿很少见到，即便有也是结构简单。胸导管的行程，在儿童与成年人之间，似无明显的不同。但胸导管的全长，在新生儿比成年人较均匀。

(二)身体各部位淋巴结

1. 头颈部淋巴结

(1) 枕淋巴结在新生儿，通常可找到 1～2 个或更多。

(2) 耳后淋巴结在新生儿多数可看到 1～3 个。

(3) 颌下淋巴结在新生儿较多可看到 2～3 个。

(4) 颈部浅面淋巴结、颊淋巴结新生儿多见。

(5) 咽后淋巴结，其中外侧的，在成年人很少看到 1 个以上，在新生儿可看到 2～3 个或以上；内侧的，在新生儿或头 1 岁时可以看到，在成年人则很不恒定。咽后淋巴结是儿童咽后脓肿的发源地。

2. 上肢淋巴结

(1) 肘浅和肘深淋巴结在儿童，前臂所有 2～4 个集合管上都可找到，在成年人则很少获得。

(2) 腋淋巴结和锁骨下淋巴结在儿童时期同样有最高的数字。

3. 胸部淋巴结

肺和支气管树淋巴结在儿童尚无黑色素，在成年人显著。

4.腹部淋巴结

(1) 膀胱外侧淋巴结儿童与成年人的位置不同，在成年人深入脂肪组织中。

(2) 肠系膜淋巴结在儿童，它的排列比较多层而明显。

5. 下肢淋巴结

腹股沟深淋巴结在股动脉发出股深动脉的地方,成年人最多有 1 个或 2 个;儿童则有 2～5 个。

三、脾的特点

脾是人体中最大的淋巴器官，位于左季肋深部，胃底与膈之间，呈暗红色，质软而脆，有较厚的致密结缔组织被膜。被膜中含有弹力纤维和少量的平滑肌纤维。结缔组织伸入脾实质中形成小梁，与脾门处伸入的小梁构成脾的支架。脾有储存血液、调节血量、参与免疫反应等作用，胚胎时还有造血功能[①]。

脾的形状、大小取决于年龄、周围的脏器以及脾内血液的多少。根据其形状可分为膈脏二面、前后二缘和上下二端。前缘较锐，常有 2～3 个切迹，位于中下 2/3 处。后缘较钝厚，切迹多为 1 个，位于上 1/3 处，儿童似较成年人多见。膈面隆凸平滑，向外上与膈相贴。

---

① 左明雪. 人体解剖生理学[M]. 3 版. 北京：高等教育出版社，2015.

脏面有三个面，前内面与胃相贴，为胃面；后外面与肾相贴，为肾面；下面与结肠左曲相接，为结肠面。脏面近中央处有凹陷，即脾门，与胰尾相接触。脾门是脾的血管神经出入之处[1]。

第三节　学前儿童循环系统的保健

一、组织适当的体育锻炼，增强体质

适当的体育锻炼可以促进循环系统的发育，使心肌收缩力加强，促进血液循环，增强造血功能，有利于身体生长，但学前儿童的活动时间和强度要根据儿童的年龄和体质状况而定，运动负荷不可过大，活动时间和强度随年龄的增长而增加。坚持循序渐进原则，在幼儿体育活动中，应有计划、有步骤地增加活动量和活动内容及动作的复杂程度，而且要进行对称性练习，以免造成脊柱弯曲，肢体畸形。有计划地发展小肌肉群的肌肉力量，多采用纵跳和支撑自身体重等伸展肢体的力量练习，少进行或不进行大负荷的力量练习，避免儿童因突然去体验大强度、大运动量的体育活动负荷，最终产生过度疲劳或发生运动损伤。

在运动前换好着装，穿宽松舒适有利于运动的衣服，做好准备活动，避免因突然剧烈运动对幼儿身体产生损伤，如运动前带领幼儿一起活动手腕、脚腕等。在运动过程中，如果幼儿出汗较多，可少量喝淡盐水，以维持体内无机盐的平衡，但在剧烈运动时不宜马上喝大量水。活动结束后做好整理活动，不可立即停止，以免造成暂时性贫血。

二、合理营养，预防贫血和动脉硬化

学前儿童饮食要营养齐全、搭配合理，增加蛋白质、铁及维生素的摄入。幼儿膳食在比例上，蛋白质、脂肪、碳水化合物的重量比接近 $1:1:4 \sim 1:1:5$。动物蛋白(或加豆类)应占总蛋白的 1/2。平均每人每天各类食物的参考量为粮谷类 $100 \sim 150g$，鲜牛奶不低于350ml 或全脂奶粉 $40 \sim 50g$，鱼、肉、禽、蛋类或豆制品(以干豆计)$100 \sim 130g$，蔬菜、水果类 $150 \sim 250g$，植物油 20g，糖 $0 \sim 20g$。此外，应注意在各类食物中，不同的食物轮流使用，使膳食多样化，从而发挥各类食物营养成分的互补作用，达到均衡营养的目的。

$3 \sim 6$ 岁学前儿童正处在生长发育关键时期，是包括饮食习惯在内的生活方式基本形成的时期，要供给充足的营养，养成良好的饮食习惯，引导他们不偏食不挑食、不吃不利于健康的食品。由于学前儿童血液总量增加较快，因而所需补充的造血原料也相应较多，合成血红蛋白需以铁和蛋白质为原料，缺乏铁可导致缺铁性贫血。维生素 B12 和叶酸虽然不是直接的造血原料，但这两种营养物质与红细胞的发育成熟有关，因而，人体若缺少这两种营养物质可导致营养性巨幼红细胞贫血。所以，应纠正幼儿挑食、偏食的毛病，多进食含铁和蛋白质丰富的食物，如猪肝、瘦肉、大豆等，预防缺铁性贫血。另外，预防动脉硬化应从幼年开始，学前儿童膳食应控制胆固醇和饱和脂肪酸的摄入量，同时，宜少盐，口味"淡"，为他们提供合理的膳食，使学前儿童形成有利于健康的饮食习惯。

---

① 廖亚平. 儿童解剖学[M]. 上海：上海科学技术出版社，1987.

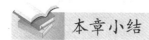

三、合理安排一日活动

学前儿童的身心功能都处在"稚嫩"阶段，不宜进行较长时间的体育活动，做到一日生活的动静交替和一次体育活动的动静交替，使学前儿童在活动以后经过一段时间的休息，身体的机能状态及时得到恢复，并达到良好的身体状态。避免学前儿童长时间的精神过度紧张。要帮助学前儿童养成按时睡觉的习惯，因为安静时需要的血液量比活动时少，这样可以减轻心脏的负担，使心脏保持正常的功能。

本章小结

循环系统是分布于全身各部的连续封闭管道系统，它包括血液循环系统和淋巴循环系统。本章主要讲述了血液循环系统和淋巴循环系统的概念、基本结构、基本特征和学前儿童循环系统的保健方法。

血液循环系统主要包括心脏、血管、血液三部分。心脏是血液循环的动力器官，推动血液流动，向器官、组织提供充足的血流量，以供应氧和各种营养物质，包含四个腔，上面两腔称为左、右心房，下面两腔称为左、右心室。血管是生物运送血液的管道，可分为动脉、静脉、毛细血管。学前儿童的血管长度较短，血管壁较薄，弹性小，儿童的血管在发育过程中随着身体的发育和供应情况而呈明显的年龄特征。血液由血浆和血细胞组成。血浆中大部分是水分，只有少量无机盐、蛋白质、葡萄糖等化学物质。血细胞由红细胞、白细胞和血小板组成。血液循环是指血液在由心脏和全部血管组成的封闭管道中循环流动，它可分为体循环和肺循环，学前儿童血液总量增加快，血液量比成人多。

淋巴循环系统主要由淋巴管、淋巴结、脾等组成。淋巴管可根据结构和功能不同，分为毛细淋巴管、淋巴管、淋巴干和淋巴导管，淋巴管壁较薄，瓣膜很多，之间的交通支甚多。淋巴结为圆形或椭圆形结构，主要由淋巴组织和淋巴窦组成。淋巴结主要功能是产生淋巴细胞、浆细胞和抗体及滤过淋巴液，保持机体有一定的细胞免疫和体液免疫反应水平。脾是人体中最大的淋巴器官，脾有储存血液、调节血量、参与免疫反应等作用，胚胎时还有造血功能。

在学前儿童循环系统保健中，首先，组织学前儿童进行适当的体育锻炼，增强体质。其次，学前儿童饮食要合理营养，预防贫血和动脉硬化。最后，合理安排一日活动，做到一日生活的动静交替和一次体育活动的动静交替。

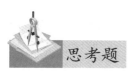

思考题

1. 简单说明循环系统的基本结构。
2. 举例说明学前儿童心脏的基本特征。
3. 简单说明在日常生活中学前儿童身体锻炼保健应注意哪些问题。

第六章　泌尿系统

泌尿系统.mp4

本章学习目标

➢ 掌握泌尿系统的组成。
➢ 了解尿生成的三个环节。
➢ 了解排尿反射。
➢ 掌握女孩尿道特点。
➢ 掌握学前儿童泌尿系统保健注意事项。

重点难点

➢ 泌尿系统的组成。
➢ 尿道。
➢ 肾的微细结构与功能。
➢ 排尿反射。
➢ 学前儿童泌尿系统保健注意事项。

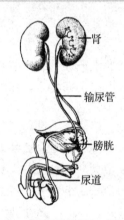

肾

输尿管

膀胱

尿道

图 6-1　泌尿系统的组成(男性)

人体在新陈代谢中所产生的废物，必须排出体外才能维持机体的正常生理活动。除一部分经皮肤(通过出汗)和消化道(通过排便)排出外，其余绝大部分以尿的形式通过泌尿系统排出体外。

泌尿系统由肾、输尿管、膀胱和尿道组成，如图 6-1 所示。其主要功能是排出机体新陈代谢过程中产生的废物(如尿素、尿酸、肌酐等)和多余的水，保持机体内环境的平衡和稳定。肾生成尿液；输尿管输送尿液至膀胱，膀胱为储存尿液的器官；最终通过尿道将尿液排出体外，其中女性尿道专职排尿功能，男性尿道则兼有排尿和排精功能。

肾还有内分泌功能，能产生促红细胞生成素、对血压有重要影响的肾素，以及能调控钙和维生素 D 衍生物代谢的羟胆钙化醇等物质。

第一节　泌尿系统器官的结构及功能

一、肾

(一)肾的形态和位置

1. 肾的形态

肾是成对的实质性器官，形似蚕豆。成人长 8～14cm，宽 5～7cm，厚 3～4cm，平均重量为 120～150g。肾分上、下两端，前、后两面，以及内、外侧两缘。肾内侧缘中部的凹陷称肾门，为肾动脉、肾静脉、肾盂，以及神经和淋巴管出入的门户，肾门的体表投影在竖脊肌外侧缘与第 12 肋的夹角处，称肾区，肾病患者触压或叩击该处可引起疼痛。出入肾门的结构，形成一束，总称肾蒂。肾门内有一由肾实质包围的间隙叫肾窦，窦内容纳肾盂、肾大盏、肾小盏、肾动脉、肾静脉和脂肪等。

2. 肾的位置

肾位于脊柱两侧，腹膜后间隙内，为腹膜外器官，上载肾上腺，如图 6-2 所示。右肾因受肝的影响比左肾稍低。成人左肾在第 11 胸椎体下缘至第 2～3 腰椎间盘之间；右肾在第 12 胸椎体上缘至第 3 腰椎体上缘之间。肾前面邻接腹腔器官，后面下部贴腹后壁，上部贴膈。

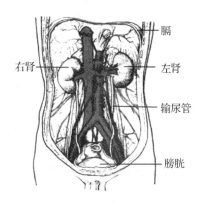

图 6-2　肾的位置

(二)肾的被膜

肾由三层被膜包裹，除包裹肾表面的纤维膜外，尚有外层的脂肪囊和包裹脂肪囊的肾筋膜。肾筋膜有固定肾的作用，当腹壁肌力弱、肾周脂肪囊少、肾的固定结构薄弱时，可产生肾下垂或游走肾。

(三)肾的剖面结构

在肾的冠状切面上，肾实质可分为表层的肾皮质(约占肾实质厚度的 1/3)和深层的肾髓质(约占肾实质厚度的 2/3)。皮质大部分位于肾的浅部，皮质伸入髓质的部分称肾柱。髓质位于肾的深部，由 15～20 个底朝皮质、尖向肾窦的肾锥体构成，2～3 个肾锥体的尖端合并成圆钝的肾乳头，并伸入肾小盏，肾乳头顶端有许多小孔，尿液经此流入肾小盏内，肾小盏呈漏斗形，共 7～8 个，包绕肾乳头，承接排出尿液。在肾窦内，2～3 个肾小盏合成一个肾大盏，再由 2～3 个肾大盏汇合形成肾盂。肾盂离开肾门向下弯行，逐渐变细与输尿管相移行。

(四)肾的微细结构及功能

肾的微细结构包括肾单位和集合管，如图 6-3 所示。肾单位是肾的基本功能单位，每侧肾有 100 万～130 万个肾单位。每个肾单位由肾小体和与其相连的肾小管构成。肾小体由肾小球和肾小囊构成，如图 6-4 所示。肾小球的本质是入球小动脉和出球小动脉之间的毛细血管网；肾小囊包绕肾小球外，并与肾小管相连。肾小管可分为近端小管、髓袢细段和远端小管三部分，肾小管末端连于集合管。集合管末端开口于肾乳头。

尿的生成环节，分别是肾小球的滤过作用，肾小管和集合管的重吸收作用及分泌与排泄作用。

肾小球毛细血管网内的血浆向肾小囊滤过是尿生成过程的第一步，如图6-5所示。经穿刺分析肾小囊内液体的化学成分和浓度，除蛋白质外，基本与血浆相同。血浆中大分子物质(约 7%的大分子血浆蛋白)不能被滤过。从肾小球毛细血管网滤过到肾小囊中的滤液称为原尿，人的肾单位总数有200万以上，所以滤过的总面积很大，原尿大约每日产生180L，但每日排出体外的尿量一般只有1～2L，为原尿量的1%。这表明原尿流经肾小管和集合管时，99%的量又被肾小管和集合管重吸收回血液。

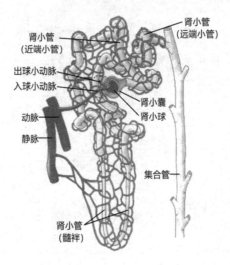

图 6-3　肾的微细结构

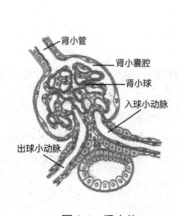

图 6-4　肾小体

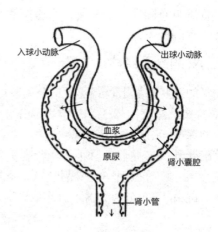

图 6-5　肾小球滤过

在重吸收过程中，葡萄糖和氨基酸可全部被重吸收。此外，肌酐、尿酸、H^+和K^+等还可被分泌入肾小管和集合管的管腔中，如图6-6所示。需要注意的是，肾小管对葡萄糖的重吸收有能力限度。当血糖浓度达到180mg/ml时，肾小管对葡萄糖的重吸收已达到极限，会出现糖尿，因此血糖的这个浓度称为肾糖阈。当肾小管内液体溶质浓度高时，渗透压会增高，影响肾小管对水的重吸收，导致尿量增多，糖尿病病人尿量增多的原因就在于此。此外经下丘脑分泌，垂体释放的抗利尿激素可以促进肾小管和集合管对水的重吸收，减少尿量。

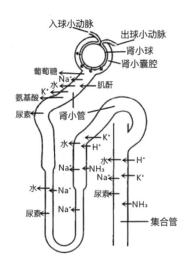

图 6-6　肾小管和集合管重吸收和分泌

肾的血流量很大，平均每分钟约有 1200ml 血液流经双肾，相当于心输出量的 1/5～1/4，因此肾的血液循环与肾功能的关系极为密切。

■ 二、输尿管

输尿管是一对位于腹膜后间隙的细长的肌性管道。成人输尿管长度为 20～30cm，管径平均为 0.5～1cm。上端起自肾盂，在脊柱两侧沿腹后壁下行，跨过髂血管前面进入盆腔，至膀胱底处穿过膀胱壁，开口于膀胱(见图 6-7、图 6-8)。

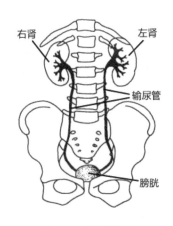

图 6-7　输尿管(1)

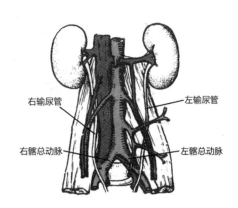

图 6-8　输尿管(2)

输尿管全长有明显的三处狭窄，分别位于肾盂输尿管移行处、跨过髂血管处和斜穿膀胱壁的壁内部。狭窄处口径只有 0.2～0.3cm，因此输尿管结石往往嵌留在狭窄部，引起排尿困难和绞痛。

输尿管壁内的平滑肌能够缓慢地收缩和舒张，形成向膀胱方向推进的蠕动波，间歇性地使尿液向膀胱运输。

三、膀胱

膀胱是储尿的囊状肌性器官，其形状、大小、位置和壁的厚度随尿液充盈程度而异。一般正常成年人的膀胱容量为 350～500ml，最大容量为 800ml，新生儿膀胱容量约为成人的 1/10。

成年人的膀胱空虚时呈锥体状，分尖、体、底和颈 4 部分，如图 6-9 所示，全部位于小骨盆内，充盈时变为卵圆形，高于耻骨联合上缘。膀胱内面被覆黏膜，膀胱壁收缩时，黏膜聚集成皱襞，但在两个输尿管口和一个尿道内口之间的膀胱三角，因缺少黏膜下层，无论膀胱扩张或收缩，始终保持平滑状态，如图 6-10 所示。膀胱三角是膀胱镜检的重要标志，也是肿瘤好发的部位。膀胱壁中的肌层由平滑肌纤维构成，称为逼尿肌，逼尿肌收缩可使膀胱内压升高，压迫尿从尿道排出。

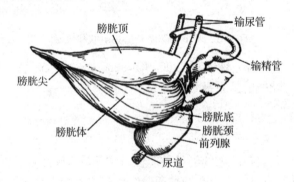

图 6-9　膀胱侧面观(男性)

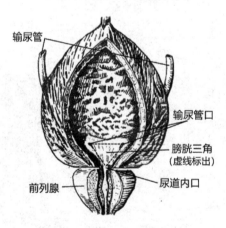

图 6-10　膀胱前面观(男性)

当膀胱充盈时，膀胱内压升高可引起输尿管壁内部的管腔闭合，阻止尿液由膀胱向输尿管反流。

男性膀胱的后方与精囊和直肠相毗邻，如图 6-11 所示；女性膀胱的后方与子宫和阴道相毗邻，如图 6-12 所示。

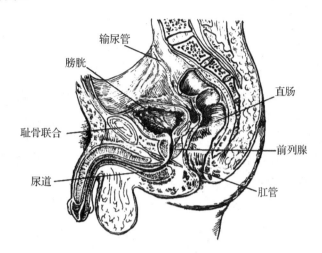

图 6-11 男性盆腔矢状面

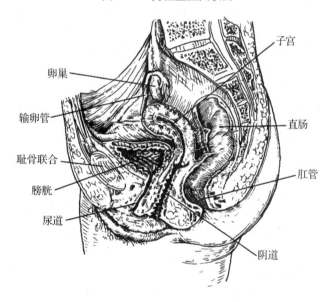

图 6-12 女性盆腔矢状面

四、尿道

男女的尿道不同。男性尿道细长，成年为 15～20cm，除排尿功能外兼具排精功能，男性尿道与男性生殖器关系密切。成年女性尿道长为 3～5cm，直径约为 0.6cm，较男性尿道短、宽而直。女性尿道内口由膀胱开始，向下行，穿过尿生殖膈，尿道外口开口于阴道前庭，位于阴蒂与阴道口之间。

在尿道内口周围环绕有由平滑肌构成的膀胱括约肌(尿道内括约肌)。在穿尿生殖膈处环绕有由骨骼肌形成的尿道外括约肌，受意识控制。排尿时，膀胱逼尿肌收缩，腹压增加，内、外括约肌松弛，将尿排出。

五、排尿功能

(一)神经支配

膀胱逼尿肌和尿道括约肌均受神经系统的调节，可接受三种神经的支配。骶部脊髓发出的副交感传出纤维(盆神经)兴奋，可引起膀胱逼尿肌收缩和尿道内括约肌舒张，促进排尿。腰部脊髓发出的交感传出纤维(腹下神经)兴奋，可使膀胱逼尿肌舒张和尿道内括约肌收缩，抑制排尿。支配尿道外括约肌的神经为躯体运动纤维(阴部神经)，受意识控制。三种神经纤维也含有传入纤维，膀胱充胀感觉和痛觉的传入纤维分别在盆神经和腹下神经中，而尿道感觉传入纤维在阴部神经中。

(二)排尿反射

排尿是一种复杂的反射活动。膀胱内空虚时，腔内压力接近于零，随着尿量逐渐增加，膀胱内压力上升，当膀胱内贮尿量达到一定程度时(400ml左右)，膀胱壁内牵张感受器因被牵拉而发生冲动，经传入神经传到脊髓排尿中枢，同时，神经冲动上传到大脑皮质高级中枢，引起"尿意"。在适宜的环境下，大脑皮质解除抑制，膀胱逼尿肌收缩，尿道内括约肌舒张，尿液由膀胱进入尿道，此时又刺激了尿道感受器，冲动沿阴部神经再次传到中枢，传出神经使尿道外括约肌开放，于是尿液排出体外。如无适宜环境，大脑皮质就抑制尿意。

第二节　学前儿童泌尿系统的特点及保健

一、肾

婴儿出生时，肾位于腹膜后间隙脊柱两侧，上载肾上腺，本身包裹着三层被膜，前面邻接腹腔器官，后面依靠腹后壁和膈，这些基本情况已如成年人一样。但在重量、度量、结构、位置、固定装置和功能等细节方面则不相同，在成长过程中显示如下的年龄特征。

(一)重量

新生儿出生后头两周，数据显示，左、右肾重量分别为男性12.26g和11.82g，女性11.9g和11.63g。以后发育过程中，头一年是发育最旺盛的一年。随后到幼儿期和学龄期，发育缓慢。小儿年龄越小，肾脏相对越重。

(二)度量

新生儿出生时的肾平均比较短、宽而厚，较突出于腹腔，成年人的肾则比较长、窄而扁平(一般认为受到腹腔脏器的压迫所致)。一般在15岁以后才达到成年人状态。

(三)结构

在新生儿肾切面上观察，皮质与髓质之间的境界非常清楚，新生儿皮质与髓质之比为$1:4$，而成年人为$1:2$，大约到7岁时才达到成人的比例。出生时，肾小盏、肾大盏的数目和排列基本上与成人一致，但肾盂比较细长，其随年龄增长逐渐扩大。

(四)位置

新生儿肾的上端与成年人常常相当(第 11～12 胸椎水平),肾下端往往达髂窝(成年人肾下端距髂嵴 5～6cm)。由于婴儿肾脏相对较大,位置又低,加之腹壁肌肉薄而松弛,故 2 岁以内健康小儿腹部触诊时容易触及肾脏。在儿童时期,上端还是几乎完全与成年人相等,但下端则逐渐上升接近成年人水平(由于腰椎的发育比肾占优势)。

(五)固定装置

从上述肾在发育过程中无下降现象来看,肾的固定装置(起主要作用的是三层被膜)发育得相当良好。值得注意的是,儿童的肾活动性极大,不可误诊为游走肾(固定装置发育不良和肾蒂过长所致)。在幼儿特别是腹壁松弛的幼儿,可能摸到肾下半部分或有时摸到全肾,可向各方面做 10～20mm 甚至 30mm 的移动。

(六)功能

婴儿出生后,肾脏功能已经基本具备,但调节能力弱,贮备能力差,一般 1～1.5 岁达到成人水平。

二、输尿管

输尿管将尿输送到膀胱,经行腹腔和盆腔,行程较长,因此在发育过程中,在长度和形态等方面的改变有如下特征。

(一)长度

婴儿出生时,肾低位和膀胱高位,意味着输尿管的长度相对较短。在发育过程中,肾和膀胱之间的距离不断增加,而输尿管则随着脊柱和盆腔的发育而增长。婴儿出生时,输尿管长为 6.5～7.5cm,2 岁时输尿管增长到 13.7cm,到成年时增长至 20～30cm。

(二)形态

婴儿出生时可明显看到三个狭窄,内面的黏膜特别突起呈瓣状,以致官腔迂曲,可能妨碍排尿,有时在 2 岁时还可看到,这是黏膜的发育速度比肌层较快的缘故。

总的来说,婴幼儿输尿管长而弯曲,管壁肌肉和弹力纤维发育不良,容易受压及扭曲导致梗阻,易发生尿流不畅或因尿潴留而诱发感染。

三、膀胱

膀胱是一个富有伸缩性的囊状储尿器官。它的容量和位置因年龄而不同。

(一)容量

新生儿的膀胱容量是 50ml,成年人则是 800ml(最大容量)。出生后在发育过程中,膀胱的容量随年龄而增加的情况,如表 6-1 所示。

表 6-1　膀胱容量

年龄	新生儿	1 岁	2～3 岁	7～8 岁	9～10 岁	12～13 岁
膀胱容量(ml)	50	240	325	670	750	1040

(二)位置

新生儿的骨盆特别狭小，膀胱大部分位于腹腔中。上端平耻骨联合上缘与脐之间，下端尿道内口平耻骨联合上缘水平。随着年龄增长，膀胱下降，下降的原因一方面是盆腔的扩大，可以容纳膀胱；另一方面是上述的膀胱位置容易受到腹腔脏器，特别是小肠的推压。1 岁时已显示明显的下降，到 2 岁末时，收缩时的膀胱尖一般已下降到耻骨联合上缘至上方 2cm 之间。

四、尿道

儿童尿道较短，男新生儿尿道长为 5～6cm，生长速度缓慢，直至青春期才显著增长，13～14 岁时尿道长达 12～13cm。女新生儿尿道仅为 1～3cm，15 岁才长至 3～5cm。

五、排尿功能

正常排尿机制在婴儿期由脊髓反射完成，以后逐渐建立大脑皮质控制。

随意排尿，反射中枢在骶髓，受大脑皮质控制，大脑皮质对骶髓的排尿中枢有抑制作用，当尿液在膀胱充盈到一定程度时，膀胱内压力急剧升高，大脑皮质解除抑制，排尿中枢传出冲动，引起排尿；如果环境条件不适合排尿，大脑皮质就会抑制尿意。另外，大脑皮质也可刺激排尿中枢，使膀胱逼尿肌收缩，在膀胱充盈不足时也可引起排尿，即想排尿就排尿。

婴儿时期，当膀胱内尿液充盈到一定量时，就会发生不自觉地排尿，这是由于大脑皮质发育尚未完善，对排尿尚无约束能力。随着年龄的增长，大脑功能日益完善，对排尿的控制也逐渐增强。婴儿半岁左右，可以从"把尿"开始，训练婴儿自觉排尿的能力；1 岁左右，小儿会用动作、语言表示"要撒尿了"，白天最好不兜尿布，可训练小儿坐便盆排尿；多数幼儿经过训练，一般到了三四岁，已能控制排尿，白天就可以不再尿湿裤子，夜间有了尿意能醒来排尿，偶尔尿床，也是正常的。

六、学前儿童保健注意事项

(一)小儿遗尿症

小儿遗尿症指的是小儿≥5 岁，睡眠状态下不自主排尿≥2 次/周，持续 6 个月以上。小儿遗尿症可分功能性遗尿症和器质性遗尿症。

1. 器质性遗尿症

器质性遗尿症具体有以下几点。

1) 上行性泌尿系统感染

上行性泌尿系统感染会有尿频、尿急、尿痛的表现，因尿频、尿急而遗尿。

2) 先天性泌尿道畸形

先天性泌尿道畸形可反复发生泌尿道感染，表现为经常遗尿。

3) 包茎

男童包皮口狭小，不能翻露出阴茎头，无法清洗冠状沟，当排尿时，少量尿液积存逐渐形成白色豆腐渣样的包皮垢。男童由于包皮垢的刺激出现尿频、尿急而遗尿。

4) 儿童糖尿病

儿童糖尿病可出现多饮、多尿、多食和体重减轻的症状，多饮、多尿导致遗尿。

5) 尿崩症

尿崩症患儿可表现为烦渴、多饮、多尿。患儿多尿或遗尿常是父母最早发现的症状。

6) 蛲虫病(肠寄生虫)

蛲虫寄生于肠道可造成肠黏膜损伤。夜间雌虫在小儿肛周产卵，引起肛周奇痒，并刺激外阴导致遗尿。

2. 功能性遗尿症

功能性遗尿症是指已经排除了各种躯体疾病的遗尿症，在遗尿症中占大多数。

其主要原因是大脑皮质功能失调。诱因多为精神心理因素，如父母间的争吵或大病一场后导致的精神紧张不安，如受到惊吓或环境改变不能适应等。此外，睡眠过深、没有养成良好的排尿习惯，也可成为诱因。有些小儿习惯过度抑制排尿，如两腿交叉扭曲或坐在脚后跟，每天仅排尿 2～3 次，明显增加遗尿和尿道感染的机会。

遗尿可严重损害小儿自尊，导致严重的心理与精神的异常。患儿常有心理负担而不愿意与小同学交往，在睡觉前则提心吊胆地担忧遗尿。一些家长对患儿不做耐心诱导，对患儿施加压力，加重患儿精神负担，可产生恶性循环，形成顽固性遗尿。

功能性遗尿症的矫治：消除可致患儿精神紧张不安的因素和因遗尿症带来的精神压力；白天避免过度疲劳导致夜间睡眠过深；控制饮水如晚饭少吃稀的、咸的；唤醒排尿，通过掌握患儿夜间遗尿的时间并提前将患儿唤醒，起床排尿，通过反复训练使患儿最终能感受到尿意而自觉醒来排尿。

(二)警惕发生上行性泌尿道感染

小儿尿道短，尤其女孩更短，新生女婴尿道仅为 1～3cm 长(性成熟期为 3～5cm)。女孩不仅尿道短，而且尿道开口离阴道、肛门很近，尿道口容易被粪便等污染。若细菌经尿道上行，到达膀胱、肾脏，可引起上行性泌尿道感染。所以特别要注意女孩外阴部的清洁，擦大便应该从前往后擦，勤换洗尿布，女孩最好每天清洗屁股。男孩尿道虽然相对较长，但常有包茎，包皮垢聚集时也可引起上行性泌尿道感染。

儿童期间尿路感染的发病年龄多在 2～5 岁。急性尿路感染在婴幼儿及年长儿的表现常以发热突出。

小儿饮水量要充足，尿液形成后从上向下流动，可对输尿管、膀胱、尿道起冲刷的作用，减少泌尿道感染。

(三)若晨起时眼睑肿了，要检查尿，及早发现小儿肾脏疾病

急性肾小球肾炎简称急性肾炎，一组病因不一，多有前期感染，临床表现为急性病，以血尿为主，伴不同程度蛋白尿，可有水肿、高血压或肾功能不全等特点的肾小球疾患。患儿以 5～14 岁多见，小于 2 岁少见，男女比为 2∶1。

3 岁后，小儿患急性肾炎的数量增多。该病的主要表现是浮肿、血尿和高血压。浮肿最早是面部，尤其眼睑浮肿最明显；血尿是指尿呈浓茶色或洗肉水样；高血压指血压波动在120～150(收缩压)/80～110(舒张压)mm/Hg 或更高。

急性肾小球肾炎病因有多种，但大多数属急性链球菌感染后引起的免疫复合物性肾小球肾炎。溶血性链球菌感染后，肾炎发生率一般在 20%以内；急性咽炎感染后肾炎发生率为10%～15%；脓皮病与猩红热后肾炎发生率为 1%～2%。呼吸道及皮肤感染为主要前期感染，上呼吸道感染或扁桃体发炎最常见，脓皮病或皮肤感染次之。

典型表现：90%的病例有链球菌的前期感染。约 70%的患儿有水肿，一般仅累及眼睑及面部；50%～70%的患儿有肉眼血尿，持续 1～2 周；30%～80%的患儿有血压升高。

预防急性肾炎，要从预防上述感染入手，患急性扁桃体炎要用抗生素彻底治疗；患猩红热以后 1～2 周要查尿，以便及早发现异常。

此外，肾病综合征发病率在小儿肾脏疾病中仅次于急性肾炎，发病年龄多为学龄前儿童，3～5 岁为发病高峰。典型表现以水肿最常见，开始见于眼睑，以后逐渐遍及全身。

(四)尿色、尿量及排尿次数异常

1. 尿色异常

正常婴幼儿的尿液淡黄透明。尿色异常主要表现为以下几种情况。

(1) 肉眼血尿："洗肉水"样或血样甚至有凝血块称为"肉眼血尿"，同时眼皮浮肿，可见于急性肾炎。血尿的判断首先要排除能产生假性血尿的情况，如摄入含大量人造色素或某些食物及药物等可引起红色尿。

(2) 橘黄色尿：尿色加深呈橘黄色或棕绿色，可见于肝、胆疾病。但服用某些药物也会使尿色呈橘黄色。

(3) 乳白色尿：可见于泌尿道感染。尿内有脓，可使尿呈乳白色，同时有尿频、尿急和尿痛的现象。

2. 尿量异常

3 岁时尿量为 500～600ml/d；5 岁为 600～700ml/d。学龄前儿童每日尿量少于 300ml时为少尿；少于 50ml 为无尿。

尿量明显减少，眼睑浮肿，常常是肾脏疾病的表现。腹泻会伴有尿量明显减少，是脱水的表现。

此外在冬天，汗液分泌量减少，从尿中排出的代谢废物增多。若饮水量不足，尿液过于浓缩，排出体外冷却后，溶解的代谢废物结晶析出，使尿变浑，呈米汤样。故应注意小儿饮水量，以免体内代谢废物排出不畅。

3. 排尿次数异常

学龄前和学龄期平均每日排尿 6～7 次。

若排尿次数明显增加，憋不住尿，常常是泌尿道感染的症状。

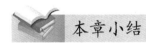

本章小结

泌尿系统由肾、输尿管、膀胱和尿道组成。肾对维持机体水平衡、酸碱平衡和内环境稳定具有重要意义，人体在新陈代谢过程中产生的代谢产物以及多余的水和电解质主要以尿的形式经泌尿系统排出体外。尿经肾小球滤过，肾小管和集合管重吸收及分泌与排泄最终形成。排尿是一种复杂的反射活动，初级中枢在脊髓并受到大脑皮质的控制。

了解儿童泌尿系统发育特点，有助于家长注意到一些儿童泌尿系统疾病的表现，做到及早发现某些儿童泌尿系统疾病。

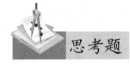

思考题

1. 泌尿系统的组成及功能有哪些？
2. 小儿器质性遗尿症常见于哪些疾病？
3. 女孩儿为什么更容易患上行性泌尿道感染？

第七章　内分泌系统

内分泌系统.mov

本章学习目标

➤ 掌握内分泌系统的功能。
➤ 掌握垂体分泌和释放的激素功能。
➤ 掌握甲状腺的位置和甲状腺激素的功能。
➤ 了解糖皮质激素的功能。
➤ 掌握胰岛分泌的激素功能。
➤ 了解松果体分泌激素的功能。
➤ 掌握因激素分泌失调导致的儿童内分泌疾病的表现。

重点难点

➤ 内分泌系统的功能。
➤ 垂体的功能。
➤ 甲状腺的功能。
➤ 肾上腺的功能。
➤ 胰岛的功能。
➤ 松果体的功能。
➤ 儿童内分泌疾病。

内分泌系统是机体的调节系统，与神经系统相辅相成，共同维持机体内环境的平衡与稳定；决定机体全部或个别部分生长发育的时间、速度和特性；调节生殖系统的功能活动和第二性征的发育；调节新陈代谢。

内分泌系统是由内分泌腺和分散存在于某些组织器官中的内分泌细胞组成。

内分泌腺是内分泌细胞集中存在并形成的具有独立形态结构的腺体，无导管，腺体内有丰富的毛细血管和毛细淋巴管。腺细胞分泌的物质称为激素，激素通过毛细血管和毛细淋巴管进入血液循环，作用于特定的靶器官，只能与相对应的受体结合而发挥其作用。某些激素在功能上有相互联系和制约的作用，以保证机体的正常活动。激素分泌过多或不足时，会引起机体功能紊乱，出现各种病理现象。内分泌腺包括垂体、甲状腺、甲状旁腺、肾上腺和松果体等，如图 7-1 所示。内分泌腺的结构和功能活动有明显的年龄变化。

内分泌组织以细胞团分散于机体的器官或组织内，如胰内的胰岛、睾丸内的间质细胞、卵巢内的卵泡和黄体等。其他系统的许多器官也兼具内分泌功能。

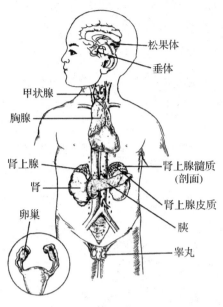

图 7-1　内分泌腺

第一节　内分泌腺的结构及功能

一、下丘脑与垂体

下丘脑与垂体之间结构和功能的联系十分密切，共同组成了下丘脑-垂体功能单位。

(一)下丘脑

下丘脑位于丘脑下部，下端连接垂体。下丘脑内部有许多神经核团，与内分泌关系密切的主要核团有视上核、室旁核和"促垂体区"核团，如图 7-2、图 7-3 所示。

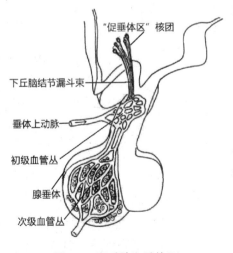

图 7-2　下丘脑和垂体(1)

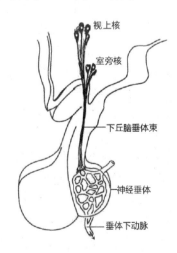

图 7-3　下丘脑和垂体(2)

其中，视上核可以分泌抗利尿激素，室旁核可以分泌催产素，"促垂体区"核团主要分泌调节腺垂体激素分泌的激素，称为下丘脑调节肽。

（二）垂体

垂体是机体内最重要的内分泌腺，其结构复杂，可分泌多种激素，并能调控其他多种内分泌腺的活动。垂体借漏斗与下丘脑相连，它在神经系统与内分泌系统的相互作用中处于重要地位。

垂体位于颅底垂体窝内，成年人垂体重 0.5～0.6g，妇女在妊娠期可达 1g。垂体可分为腺垂体和神经垂体两部分，如图 7-4 所示。腺垂体包括远侧部、结节部和中间部；神经垂体由神经部和漏斗组成。

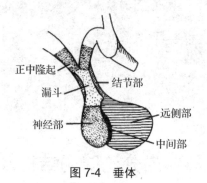

图 7-4　垂体

1. 腺垂体

腺垂体本身是独立的腺体，能够分泌激素，但受下丘脑分泌的下丘脑调节肽的控制和影响。

腺垂体能够分泌生长激素、促甲状腺激素、促肾上腺皮质激素、促性腺激素、催乳素和促黑素。

(1) 生长激素促进骨和软组织生长，在幼年时，生长激素分泌不足可引起生长发育停滞，身材矮小，称为"侏儒症"；如果分泌过剩，可引起"巨人症"；在成年时生长激素分泌过多，长骨不再生长而刺激肢端短骨、面颅骨及其软组织增生，出现手足粗大、鼻和下颌突出等现象，称为"肢端肥大症"。

在 4 岁以前和青春期，垂体的生长最为迅速，机能也最活跃。但垂体生长激素的分泌昼夜并不均匀，小儿入睡后，生长激素才大量分泌。睡眠不安，睡眠时间不够，就会影响长个子。

(2) 促甲状腺激素、促肾上腺皮质激素和促性腺激素分别促进甲状腺、肾上腺皮质和性腺的

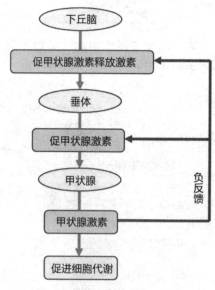

图 7-5　下丘脑—垂体—靶腺轴（靶腺以甲状腺为例）

分泌活动，如图 7-5 所示。其中促性腺激素有两种，分别是卵泡刺激素和黄体生成素，前者主要刺激卵巢中卵泡的发育和睾丸中精子的生成；后者又称间质细胞刺激素，有促进卵巢黄体生成和刺激睾丸间质细胞的功能。

(3) 催乳素的主要作用是使发育完全而具备泌乳条件的乳腺始动并维持泌乳。

(4) 促黑素主要作用于皮肤、毛发、虹膜及视网膜色素上皮等处的黑色素细胞合成黑色素。

2. 神经垂体

神经垂体不是一个有分泌功能的组织，而是同下丘脑连在一起，储存和释放来自下丘脑分泌的抗利尿激素(血管升压素)和催产素。

其中，抗利尿激素的主要作用是抗利尿(促进肾小管和集合管对水的重吸收，使尿量减少)和引起血压上升。在正常生理状态下，抗利尿激素的分泌量不足以引起加压效应，但在脱水或失血的情况下，该激素释放增多，可使血管收缩，血压升高，对维持血压恒定有一定的作用。催产素的主要作用是使分娩时子宫收缩，分娩后乳汁排出。

二、甲状腺

(一)甲状腺的形态、位置及结构

甲状腺位于颈前部，呈 H 形，因似盾甲而得名。甲状腺分为左、右两叶，两叶分别附于咽和食管及喉和气管的外侧，两叶之间相连的部分称为峡，位于 2～4 气管软骨的前方，峡的上侧可往上伸出一锥体叶，长短大小不等，长者可远达舌骨，如图 7-6 所示。甲状腺平均重量：成年男性为 26.71g，女性为 25.34g。

甲状腺表面包有一层结缔组织膜并伸入腺组织内，将腺分成许多小叶。小叶中的甲状腺实质主要由甲状腺滤泡组成，如图 7-7 所示。滤泡腔中充满胶样物质，是由滤泡上皮细胞分泌，在滤泡腔中存积起来的一种碘化糖蛋白。当甲状腺需要分泌激素入血时，先由滤泡上皮细胞吞饮胶样物质，再分解为甲状腺素(四碘甲腺原氨酸，T4)和三碘甲腺原氨酸(T3)，释放入血。甲状腺分泌 T4 的量较多，占甲状腺激素总量的 90% 以上，T3 的分泌量较少，但 T3 的生物活性比 T4 的生物活性约大 5 倍。在外周组织中，T4 可作为 T3 的激素原，转变为 T3。

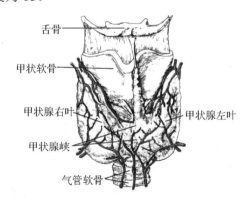

图 7-6　甲状腺

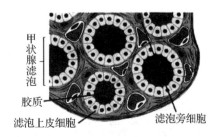

图 7-7　甲状腺滤泡

(二)甲状腺激素

甲状腺分泌的甲状腺激素促进物质与能量代谢，促进生长发育过程，提高神经系统兴奋性。

甲状腺激素对代谢的影响：甲状腺激素具有很强的促进能量代谢和物质代谢的功能，可加速许多组织内糖和脂肪的氧化分解过程，增加耗氧量和产热量。所以甲亢(甲状腺功能亢进)时，患者基础代谢率增高，产热量增加，喜凉怕热，极易出汗；而甲减(甲状腺功能不足)时，患者基础代谢率降低，产热量减少，体温低，喜热畏寒。

正常情况下，甲状腺激素能促进蛋白质的合成，这对儿童的生长发育具有重要作用，但过量的甲状腺激素反而促进蛋白质的分解，所以患者在甲亢时，由于其身体组织中的蛋白质、糖和脂肪的大量分解，患者会饥饿、乏力，且明显消瘦。

甲状腺激素对生长发育的影响：甲状腺激素具有促进组织分化、生长和发育的作用，对维持骨和脑的发育尤为重要。若小儿甲状腺功能低下，可表现为身体矮小、智力低下的"呆小症"。

甲状腺激素对中枢神经系统的影响：甲状腺激素对中枢神经系统的发育和维持神经系统的正常功能活动均起重要作用。甲亢时，患者可出现神经系统兴奋性升高，表现为激动紧张、心动过速、烦躁、失眠等症状；甲减时，患者可出现条件反射活动延迟、智力下降、记忆力减退、嗜睡等症状。

碘是甲状腺激素合成的必要原料，正常人每天需要从食物中摄取 $100\sim150\mu g$ 的碘，其中约 1/3 用于合成甲状腺激素。因此，甲状腺的大小和重量的发育，与所处的周围环境有关，土地和水的性质及食物的种类对甲状腺的发育都会有影响。某些山区和个别平原地区出现地方性甲状腺肿大，严重者压迫气管导致呼吸困难，其原因一般认为是缺碘，甲状腺激素合成减少，通过负反馈作用使腺垂体分泌较多的促甲状腺激素，从而使甲状腺组织代偿性增生和肿大以增加甲状腺激素的合成。在发生地方性甲状腺肿大的地区，其新生儿的甲状腺与不肥大地区的平均重相比，可超过 $2\sim3$ 倍。对于缺碘地区，可强调食用加碘盐预防该病发生。此外，海带中含有丰富的碘，孕妇可经常食用海带，以防止该病的发生。

(三)滤泡旁细胞及降钙素

在甲状腺滤泡壁上或在滤泡间质中，还有一种滤泡旁细胞，又称 C 细胞，可以分泌降钙素，促进成骨细胞活动，使钙盐沉积于骨质内，从而降低血钙。

三、甲状旁腺

(一)甲状旁腺的形态和位置

甲状旁腺是形似黄豆大小的两对扁圆形小体，借结缔组织连于甲状腺两叶背面或边缘的被囊上，如图 7-8 所示，一般上、下各一对，总质量约为 0.1g。

(二)甲状旁腺素

甲状旁腺分泌甲状旁腺素，可调节钙磷代谢，维持血钙浓度。钙有形成新骨、提高心肌兴奋性与降低神经和骨骼肌兴奋性的功能，所以当甲状旁腺分泌不足或因甲状腺手术甲状旁腺被误切除时，可使血钙浓度下降，引起手足抽搐症，甚至死亡。当甲状旁腺功能亢进时，则引起骨质过度溶解吸收，容易引起骨折。

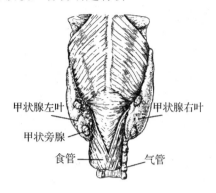

图 7-8　甲状旁腺

正常情况下，甲状旁腺素和甲状腺滤泡旁细胞分泌的降钙素共同调节血钙浓度，维持相对稳定，它们的分泌受血钙浓度的影响。

四、肾上腺

(一)肾上腺的位置和形态

肾上腺是成对器官，左、右各一，位于脊柱的两侧，肾的上方，好像罩在肾上端的一顶帽子，如图 7-9 所示。左侧肾上腺近似月牙形，右侧近似三角形。肾上腺和肾一起包被在肾筋膜内，但肾上腺具有独立的纤维囊和脂肪囊，故不会随着肾的下垂而下降。

(二)肾上腺的结构和功能

肾上腺由皮质和髓质两部分构成，如图 7-10 所示。

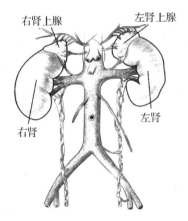

图 7-9　肾上腺

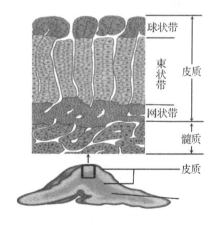

图 7-10　肾上腺的结构

1. 皮质

皮质占肾上腺体积的 80%～90%，位于肾上腺的外围，根据细胞的排列和功能，可分为三个带：球状带、束状带和网状带。

(1) **球状带**：位于最外层，细胞排列成球状团块，分泌盐皮质激素（醛固酮），主要作用是保钠、保水和排钾，调节水盐代谢。

(2) **束状带**：位于中层，细胞排列成单行或双行的索，分泌糖皮质激素，调节糖、蛋白质和脂肪代谢。

① **糖代谢**：糖皮质激素促进糖异生，抑制葡萄糖的氧化，可使血糖升高。

② **蛋白质代谢**：糖皮质激素促进肌组织和结缔组织蛋白质分解，加速氨基酸转移至肝，生成肝糖原。当糖皮质激素分泌过多，由于蛋白质分解增强，将出现肌肉消瘦，骨质疏松，皮肤变薄，生长停滞等。

③ **脂肪代谢**：糖皮质激素促进脂肪分解，降低脂肪合成。当肾上腺皮质功能亢进时（或服用大剂量的糖皮质激素），可引起体内脂肪的重新分布，出现面、胸、腹及背部的脂肪增多，而四肢脂肪减少的"向心性肥胖"体型。

此外，糖皮质激素能增强机体的应激功能，当机体受到各种有害刺激时，会出现一系列生理功能的改变，以适应各种有害刺激，这些生理变化即为机体的应激反应。这一反应中，有害刺激作用于下丘脑和垂体而引起促肾上腺皮质激素分泌增多，随之糖皮质激素分泌增多，从而改变机体的物质代谢和能量代谢，以抵抗有害刺激。

(3) **网状带**：位于最内层，细胞排列成索，并联结成网状。网状带可分泌性激素，但量很少，作用不明显，男性、女性均以产生雄激素为主。当皮质网状带增生或形成肿瘤时，男性患者会毛发丛生，女性患者会出现男性化的表现。

2. 髓质

髓质位于肾上腺的内部，主要含嗜铬细胞，嗜铬细胞分两类：一类分泌肾上腺素，另一类分泌去甲肾上腺素，二者生理作用颇为相似。髓质激素与交感神经系统构成交感-肾上腺髓质系统，其生理作用与交感神经系统联系紧密，共同完成应急反应。当机体遇到特殊紧急情况时，交感-肾上腺髓质系统立即被调动起来，髓质激素分泌量大为增加，作用于中枢神经系统，提高其兴奋性，使机体处于警觉状态，反应灵敏；呼吸加快加强，增加肺通气量；心跳加快加强，血压升高，内脏血管收缩，骨骼肌血管舒张，血液重新分配，以利于应急；肝糖原及脂肪分解，使血糖和游离脂肪酸增加，葡萄糖和脂肪酸氧化增加，以适应在应急情况下的能量需求。引起应急反应的各种刺激也是引起应激反应的刺激。当机体受到伤害性刺激时，同时引起应急反应和应激反应，二者相辅相成，共同维持机体的适应能力。

五、胰岛

(一)胰岛的位置和胰岛细胞

胰岛是胰腺的内分泌部分，是分散在胰腺当中的不规则的细胞群，胰岛细胞根据形态和染色特点，一般分为 4 种类型，在此只介绍前两种类型：胰岛 A 细胞和胰岛 B 细胞。胰岛 A 细胞约占胰岛细胞的 20%，可分泌胰高血糖素；胰岛 B 细胞约占胰岛细胞的 75%，可分泌胰岛素。

(二)胰岛素

胰岛素由胰岛 B 细胞分泌，可以调节体内糖、脂肪和蛋白质代谢，是体内唯一的一种降血糖激素。胰岛素分泌失调时，机体代谢会出现严重障碍。

1. 对糖代谢的作用

胰岛素促进细胞对葡萄糖的摄取和利用；促进葡萄糖合成肝糖原和肌糖原，储存在肝和肌肉中；促进葡萄糖转变成脂肪酸，储存在脂肪组织中；抑制糖异生。最终使血糖水平下降。

2. 对脂肪代谢的作用

胰岛素促进合成脂肪酸，然后转运到脂肪细胞储存；胰岛素还可抑制脂肪酶活性，减少脂肪的分解。

3. 对蛋白质代谢的作用

胰岛素促进蛋白质的合成，抑制蛋白质的分解。当体内胰岛素分泌不足时，血糖浓度升高，若超过肾糖阈，尿中将出现糖，引起糖尿病。糖尿病患者由于尿糖，引发渗透性利尿，使水分从体内大量流失，出现烦渴多饮；由于葡萄糖大量流

失，加上组织利用葡萄糖的能力减弱，此时脂肪和蛋白质被大量分解利用，病人体重减轻和消瘦；由于细胞内糖缺乏，下丘脑摄食中枢活动加强，患者食欲增加。因此，糖尿病患者出现"三多一少"的典型症状，即多尿、多饮、多食但体重减轻。

(三)胰高血糖素

胰高血糖素由胰岛 A 细胞分泌，其作用与胰岛素正好相反，是一种促进分解代谢的激素。胰高血糖素具有很强的促进糖原分解和糖异生的作用，使血糖升高。此外，胰高血糖素还能激活脂肪酶，促进脂肪分解。

血糖浓度是调节胰岛素和胰高血糖素分泌的重要因素。当血糖浓度升高时，胰岛素分泌增加，胰高血糖素的分泌受到抑制，从而使血糖降低。相反，当血糖浓度降低时，胰岛素分泌减少，胰高血糖素分泌增加，从而使血糖升高。

体内很多升高血糖的激素如生长激素、糖皮质激素、甲状腺激素以及胰高血糖素都可以通过升高血糖浓度间接刺激胰岛素分泌。因此，长期大剂量服用这些激素，有可能使胰岛 B 细胞衰竭而导致糖尿病。

■ 六、其他内分泌腺

(一)胸腺

胸腺位于胸骨柄的后方，贴近心包上方和大血管前面，如图 7-11 所示。胸腺由呈扁条状的左、右两叶构成，上达胸廓上口，两叶之间借结缔组织相连。胸腺也可伸至颈部，尤其是小儿，胸腺肿大时可压迫头臂静脉、主动脉弓和气管，出现发绀和呼吸困难。

在胚胎时期胸腺的发生过程中，胸腺和甲状旁腺可发生紊乱。在胸腺组织中可找到甲

状旁腺，甲状旁腺也可附带有胸腺组织。先天胸腺缺如的小儿，常伴有甲状旁腺发育不全的情况。

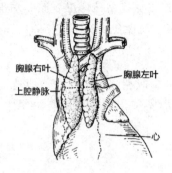

图 7-11 胸腺

新生儿的胸腺平均重为 10～15g，2～3 岁时发育较旺盛，此后相当长的时间内，处于停止状态，性成熟后开始逐渐退化。成年人的胸腺虽然保持外形，但其中原来的胸腺组织多已被脂肪组织所替代。当营养不良或怀孕时，胸腺体积缩小。

胸腺属于淋巴器官，可将原始淋巴细胞改造成 T 淋巴细胞，T 淋巴细胞从胸腺移至脾和各处的淋巴结，在其中增殖发育并参与机体的细胞免疫反应。此外，胸腺兼有内分泌功能，可分泌胸腺素，胸腺素能使 T 细胞增殖发育，有调节钙代谢、骨生长的功能，与性腺也有一定的关系，在性成熟期前有抑制性腺发育的作用。

(二)松果体

松果体形似松果，为一圆锥形小体，位于大脑半球和间脑的交接处。人的松果体在幼儿期较大，7 岁后开始退化，青春期前萎缩并钙化。

松果体主要分泌褪黑素。松果体分泌褪黑素具有显著的昼夜节律改变，白天分泌量减少，黑夜分泌量增加。

松果体在儿童时期起到特别重要的作用。松果体分泌的褪黑素可以抑制促性腺激素的释放，防止性早熟，对性成熟和第二性征形成有抑制作用。在儿童时期，若松果体病变引起其功能不足时，可出现性早熟或生殖器官过度发育；若分泌功能过盛，可导致青春期延迟。

第二节 学前儿童保健应注意的疾病

一、生长激素缺乏症

生长激素缺乏症患儿因生长激素缺乏导致身材矮小，又称垂体性侏儒症。其表现为小儿身高较同年龄儿童低 30%或成人时身高不及 130cm。

患儿出生时身长多正常，出生后 5 个月起出现生长减慢，1～2 岁明显，多于 2～3 岁后才引起注意，年龄越大，差距越明显。典型患儿身材矮小，皮下脂肪相对较多，腹脂堆积，脸圆，但上下部量正常，肢体匀称。除身材矮小外，出牙、囟门闭合也明显延迟，但智力基本正常。

二、尿崩症

患儿主要表现为烦渴、多饮、多尿和排出低比重尿。以中枢性尿崩症多见，由抗利尿激素分泌不足或缺乏所引起。抗利尿激素由下丘脑分泌，储存在垂体后叶，并由垂体后叶释放入血液循环。抗利尿激素可以促进肾小管和集合管对水的重吸收，使尿量减少，保留水分。

中枢性尿崩症多见于儿童期，患儿多尿或遗尿通常是父母发现的最早症状，每日尿量多在 4 升以上，多者达到 10 升以上。晨尿尿色可清淡如水。儿童一般多喜饮冷水，即使在冬天也爱饮冷水，饮水量与尿量大致相等。如不饮水，烦渴难忍，但尿量不减少。

三、呆小症

患儿多数在出生后数月或 1 岁后因发育落后就诊，症状为头大颈短，面部臃肿，眼睑水肿，眼距宽，鼻梁宽平，表情淡漠；身材矮小，身体比例不匀称，躯干长，四肢短；智能低下，反应迟钝；常有听力下降等症状。

四、儿童糖尿病

患儿多数是由胰岛素绝对或者相对缺乏造成的糖、脂肪、蛋白质代谢紊乱。儿童糖尿病包括三类，95%的儿童糖尿病属于 1 型糖尿病，因胰岛 β 细胞破坏，胰岛素分泌绝对缺乏所造成。胰岛素是体内唯一的一种降糖激素，随着血糖升高而增加，能增加血糖去路，减少血糖来源，是促进能量储存的激素。

儿童糖尿病各年龄均可发病，但婴幼儿糖尿病较少，以 5～7 岁和 10～13 岁两组年龄多见。随着经济发展和生活方式的改变，儿童糖尿病亦有逐年增高的趋势。

1 型糖尿病起病多数较急骤，几天内可突然表现为多尿、多饮，每天饮水量和尿量可达几升，易饿多食，但体重下降，称为"三多一少"。

1 型糖尿病必须用胰岛素治疗。此外，通过营养管理将血糖控制在要求的范围内，既保证儿童正常生长，又避免肥胖，如高纤维成分的食品能使食物的消化和吸收时间延长，血糖水平上升较缓慢，有利于促进血糖控制。运动对糖尿病患儿也至关重要，同时是儿童正常生长发育所必需的生活内容。运动应在血糖控制量稳定后开始，每天安排适当的运动，但要防止大运动量时发生低血糖。

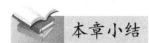 本章小结

内分泌系统与神经系统相互配合，共同调节机体的新陈代谢、生长发育和生殖等功能活动，维持机体内环境的相对稳定。本章介绍了人体内主要的内分泌腺及其分泌激素的作用。在学前儿童保健方面，可根据一些典型的表现对某些儿童时期发生的内分泌系统疾病做到及早发现和及早治疗。

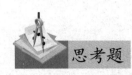 思考题

1. 生长激素的分泌规律是什么？
2. 呆小症的典型症状是什么？
3. 儿童糖尿病的典型症状是什么？

第八章 神 经 系 统

本章学习目标

➤ 掌握神经系统的组成。
➤ 了解周围神经系统的区分。
➤ 了解脑的分部。
➤ 了解小儿的非条件反射。
➤ 了解小儿的各种动作和精神活动。
➤ 掌握神经系统学前儿童保健注意事项。

 重点难点

神经系统 1.mp4   神经系统 2.mp4

➤ 神经系统的组成。
➤ 脑的分部。
➤ 小儿的非条件反射。
➤ 小儿的各种动作和精神活动。
➤ 神经系统学前儿童保健注意事项。

神经系统是由脑、脊髓以及和它们相连的脑神经、脊神经组成，如图 8-1 所示。

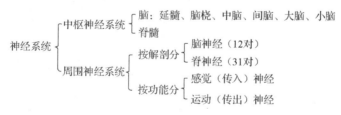

图 8-1 神经系统

神经系统因其所在部位不同，分为中枢和周围两部。中枢部即中枢神经系统，包括脑和脊髓。周围部即周围神经系统，按解剖分，其包括脑神经和脊神经，二者含有支配内脏器官活动的自主神经，又称内脏运动神经。根据其功能不同，还可分为传入神经和传出神经两部分，传入神经又称感觉神经，将外周感受器发生的冲动传至中枢；传出神经又称运动神经，将中枢发出的神经冲动传至外周效应器，传出神经又可以进一步分为支配骨骼肌的躯体运动神经和支配内脏器官的自主神经，自主神经由交感神经和副交感神经两部分组成。实际上，周围神经系统中的大多数神经为混合性神经，既含有感觉神经纤维又含有运动神经纤维。

组成神经系统的神经组织，主要有两种：神经元和神经胶质细胞。

一、神经元

(一)神经元的基本结构

神经元即神经细胞，它的结构同它的功能相适应，能接受刺激、整合信息并将信息传导到其他神经元或效应器。神经元的形状和大小差别很大，但都具有胞体和突起两部分，如图8-2所示。

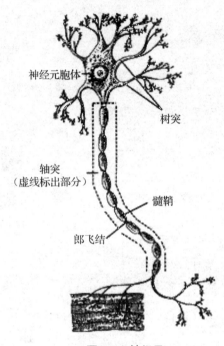

神经元胞体

树突

轴突
（虚线标出部分）

髓鞘

郎飞结

图 8-2　神经元

1. 胞体

胞体具有和身体其他细胞一样的结构，即表面有细胞膜，内有细胞质、一个大核和发达的核仁。胞体是神经元代谢和营养的中心。

2. 突起

胞体伸出去的部分，有两种。

(1) 一种是树枝状的突起，称树突。树突的作用是接受刺激，将冲动传至胞体，其数量可有一个，但一般有多个。

(2) 另一种为轴突，其作用是将冲动从胞体传出去，其数量只有一个。神经元的胞体越大，其轴突越长，可达 1m 以上。

(二)神经元的分类

1. 按形态可分为三类

(1) 假单极神经元：胞体发出 1 个突起，离胞体不远处该突起分为 2 支，一支分布到其他组织或器官中，称周围突；另一支进入中枢神经系统，称中枢突。

(2) 双极神经元：有 2 个突起，轴突和树突各 1 个。

(3) 多极神经元：有多个突起，1 个轴突和多个树突。

2. 按功能可分为三类

(1) 感觉神经元：又称传入神经元，多为假单极神经元或双极神经元，胞体位于脑神经节或脊神经节内，周围突接受刺激，并将刺激经中枢突传向中枢，如图 8-3 所示。

(2) 运动神经元：又称传出神经元，多为多极神经元，胞体多位于脑和脊髓内，树突接受中枢的指令，轴突将来自脑和脊髓的冲动传至身体各部的效应器，引起骨骼肌、内脏及腺体的活动，如图 8-4 所示。

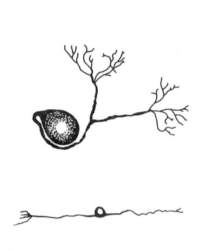 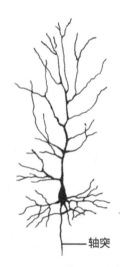

图 8-3　双极神经元和假单极神经元　　　　图 8-4　多极神经元

(3) 中间神经元：多为多极神经元，分布在感觉神经元和运动神经元之间，起联络作用，故又称联络神经元，占神经元总数的 99%。

神经系统的活动是通过神经元的联系来完成的。一个神经元的轴突末端与另一个神经元的树突或胞体的联系是一种接触性的联系，互相接触的地方称为突触。神经的冲动可从一个神经元通过突触传到另一个神经元。

二、神经胶质细胞

在神经系统中，除神经元外，还有一类不具有传导冲动的神经胶质细胞，其数量比神经元多好几倍，主要分布于中枢神经系统内，对神经元起着支持、保护、营养和绝缘的作用。

三、神经纤维

轴突和感觉神经元的长树突，称为轴索。神经纤维就是由轴索和包裹在其外面的神经胶质细胞组成的。其主要功能是传导冲动。内、外感受器接受刺激后，除通过神经纤维传到相应的中枢引起局部反应外，也通过一定神经纤维的一定传导路传到大脑和脑的其他部位。在大脑和脑的其他部位发出的冲动也经一定神经纤维的一定传导路传到效应器官，引起反应。

神经纤维根据其有无髓鞘分为以下两大类。

(一)有髓神经纤维

周围神经系统有髓神经纤维的轴索被施万细胞(一种胶质细胞)的质膜呈同心圆包绕，形成髓鞘。一条有髓神经纤维被多个施万细胞包卷而成，一个施万细胞仅包卷一段轴突，构成一个结间体。两个结间体交接处无髓鞘，形成一处狭窄，称为郎飞结。髓鞘呈白色，电阻大，有绝缘和保护功能。中枢神经系统有髓神经纤维的髓鞘由少突胶质细胞形成。

(二)无髓神经纤维

周围神经系统无髓神经纤维由轴索及包裹的施万细胞构成，无髓鞘和郎飞结。中枢神经系统无髓神经纤维为裸露的轴索，其外面无神经胶质细胞包裹。

有髓神经纤维的传导速度远比无髓神经纤维的快。新生儿出生时髓鞘还发育不全。其形成的时间，因不同神经而有先后。很多脑神经的髓鞘在出生后头 3 个月发育完成；而有些周围神经则要在人出生 3 年后才能发育完成。

四、有关名词的概念

(一)灰质和白质

在脑和脊髓内，神经元胞体集中之处，在新鲜标本上呈灰暗色，称灰质；神经纤维集中之处，在新鲜标本上呈白色，称白质。

(二)神经和传导束

在中枢神经系统外，许多神经纤维由结缔组织包绕，构成一条条肉眼可见的结构，称为神经；在中枢神经系统内，起止和功能相同的神经纤维集中成束，称为传导束。

(三)核团和神经节

同一类的神经元胞体，在中枢神经系统内集中在一处，称核团，又称神经核或灰质团；同一类的神经元胞体在周围神经一定部位集中，形成较大的膨大，称神经节。

(四)感受器和效应器

感觉神经元周围突的终末部分与其周围组织共同组成感受器，感受器可以接受内、外环境中的各种刺激，将刺激转化为冲动，传至中枢；运动神经元的轴突分布于肌内和腺体处的终末结构，支配着肌纤维的收缩和腺细胞的分泌，称效应器。

五、神经系统的发生

在漫长的生物进化基础上，人类的神经系统特别发达。它一方面协调和控制机体内部不同类型器官系统的活动；另一方面又可感受外界的刺激，引起各种反应，使机体与环境保持统一。但最重要的是，在进化过程中，出现了思维活动，能够认识世界和改造世界，在改造客观世界的同时也改造了主观世界。

人的神经系统，在胚胎发育中很早就达到高级水平。婴儿出生时，所有中枢和神经系统各部，在大体解剖上均已具备成年人的雏形。作为对机体各器官系统起着调节、控制和统一等作用的神经系统来说，以后在子宫外生活，随着与机体的发育相适应而呈明显的年龄特征。

第一节 脊髓和脊神经

一、脊髓

(一)脊髓的位置和形态

脊髓位于椎管内，呈前后稍扁的圆柱形，外裹被膜，上端平枕骨大孔处与延髓相连，下端逐渐变细，呈圆锥状，称脊髓圆锥，圆锥向下伸出一根丝，称终丝，出生时均已形成。圆锥在椎管中的位置，出生时较低，以后随年龄而上升。

脊髓全长不是一样粗的，有两个膨大。上方的称颈膨大，发出神经分布到上肢；下方的称腰膨大，发出神经分布到下肢。这两个膨大，在第3～4个月，当四肢形成时就已开始出现。

脊髓前面有一条较深的前正中裂，后面有一条较浅的后正中沟，如图8-5所示。这两条沟裂，从出生到儿童时期均可清晰看到，并像成年人那样大致将脊髓分成对称的两半。

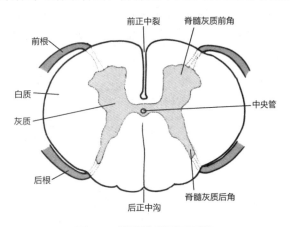

图 8-5 脊髓横断面正面观

在脊髓的两侧面，前方有一条前外侧沟，后方有一条后外侧沟，这两对外侧沟都排列有出入脊髓的神经纤维束，叫根丝。后排的根丝组成31对后根，内含感觉神经纤维；前排的根丝组成31对前根，内含运动神经纤维。前、后根在椎间孔内合成脊神经。每个后根，在其与前根结合处附近，形成椭圆形的膨大，称脊神经节，内含感觉神经元的胞体。

(二)脊髓的重量和长度

1. 脊髓的重量

新生儿脊髓重为2.8～3.45g，男性稍重于女性；到6个月时，成倍增加；到3岁半时，上升到 4 倍；到 6 岁时，约重达 19g；到 20 岁时，达到最后的重量 27～28g，比出生时增加 8～10 倍。

2. 脊髓的长度

人出生时，脊髓长为 136～148mm；10 岁时增长达 1 倍；在成年期长为 440mm，增长约 2 倍。脊髓长与身长的比例在出生时，脊髓的长度约为身长的 29%；1 岁时为 27%；6 岁半时为 22%；在成年人时约为 16%。

3. 脊髓的节段性与椎骨的对应关系

1) 脊髓的节段性

脊髓在外形上，从出生到成年都没有分成明显的节段。但每一对脊神经根都与相应的一对脊神经相连，每对脊神经与相对应的一段脊髓形成一个节段。脊神经有 31 对，因此脊髓也分成了 31 段，即颈髓 8 个节段、胸髓 12 个节段、腰髓 5 个节段、骶髓 5 个节段和尾髓 1 个节段。

2) 脊髓节段与椎骨的对应关系

脊髓长度与椎管长度在成长发育过程中发生如下改变。

(1) 胎儿时期：在第 3 个月时，脊髓充满于脊椎管中，二者的长度相等，如图 8-6 所示，脊髓节段与同序数的椎骨相对应，脊神经根以水平方位到相对的椎间孔离开椎管。到第 4 个月上半月时，脊髓与脊椎之间开始形成自由空间，双方的发育出现不平衡。其中椎管的发育较快，向尾侧延长，而脊髓的发育则较慢。脊髓上端因与颅内的脑干相连而取得相应的固定，当椎管相对伸长时，脊髓在椎管中只能相对提高。因此，脊神经根与相应椎间孔的关系，遂从最初的水平方位变为往下的斜位，至腰髓段时几乎垂直下降，形成马尾。

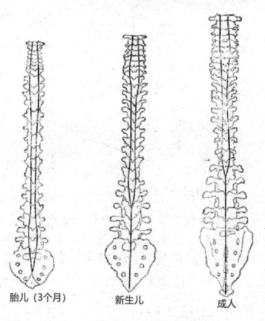

胎儿（3 个月）　　新生儿　　成人

图 8-6　不同时期脊髓与椎管长度

(2) 儿童时期：新生儿脊髓颈部的末端多平第 7 颈椎，在成年人则高 1 个椎体；脊髓胸部的末端，新生儿一般高 1/2～1 个胸椎椎体，在成年人则高 3 个胸椎椎体；新生儿的圆锥平第 2～3 腰椎，到 4 岁时退至平第 1～2 腰椎，到成年时则多平第 1 腰椎下缘，如图 8-6、图 8-7 所示。

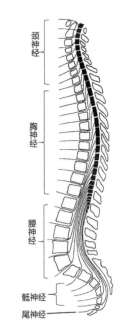

图 8-7　成人脊髓与椎管侧面观

(三)脊髓的内部结构

1. 脊髓的横断平面

脊髓中央管位于脊髓中央，纵贯脊髓全长，管内含脑脊液。灰质居于脊髓中部，而白质则围绕灰质周围，如图 8-8 所示。

2. 灰质和白质

(1) 灰质：在脊髓横切面上灰质呈蝴蝶形，前端膨大为前角，后端较细为后角。前、后角之间有向外突出的侧角。横接二灰质之间的中间部，称灰质连合，中央有一小孔即中央管的断面。前角内有前角运动神经元的胞体，管理骨骼肌运动，其轴突组成前根纤维。后角聚集有与传导感觉有关的神经元胞体，接受后根传入的感觉冲动。胸段和上腰段的侧角为交感神经胞体所在处。

(2) 白质：在脊髓横切面上，白质被脊髓灰质前、后角分为前索、侧索和后索三部分。三索的白质主要由上、下行的传导束组成。

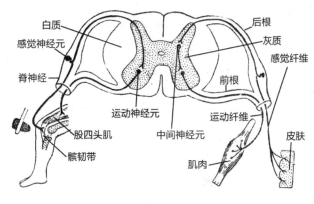

图 8-8　脊髓横断面上面观

3. 中央管

中央管纵贯脊髓全长，向上通第四脑室，向下至脊髓圆锥内呈梭形扩张，形成终室。

(四)脊髓的功能

脊髓主要有传导和反射两种功能。

1. 脊髓的传导功能

除头面部外，来自躯干和四肢各种感受器的传入信号，都是经脊神经后根进入脊髓，然后经脊髓内的上行传导束，传达到脑。脑对躯干四肢肌以及部分内脏的管理，是通过脊髓内的下行传导束，再经脊神经，传达到效应器。

2. 脊髓的反射功能

脊髓灰质内有多种反射中枢，正常情况下，脊髓的反射活动始终受脑的控制。

完成反射活动的结构称反射弧。反射弧的结构基础有感受器、传入神经、中枢、传出神经和效应器。反射的种类很多，有浅反射、深反射和内脏反射。浅反射如腹壁反射、提睾反射；深反射如膝反射、肱二头肌反射和肱三头肌反射；内脏反射如排尿、排便等反射，其重要中枢都在脊髓的腰、骶段内。

脊髓反射是由脊髓固有装置来完成的。人类由于大脑发达，脊髓固有装置在功能上已处于从属地位，在正常情况下，脊髓的反射活动是在脑的控制下进行的。儿童的特征是出生后一段时期，脊髓的固有反射活动由于尚未受到大脑高级中枢的控制，从而出现儿童特有的反射现象。主要表现在有的反射现象不久即消失，以后不复存在，如握物反射、眼睑闭合反射一类；但当大脑发生病变失去控制能力时，这些反射现象又重新出现，如临床上检查的某些脊髓反射活动一类。

二、脊神经

脊神经是脊髓发出的周围神经，每个脊髓节段对应 1 对，共有 31 对，即颈神经 8 对、胸神经 12 对、腰神经 5 对、骶神经 5 对和尾神经 1 对。由于脊神经均由前根和后根组成，因此每一对脊神经都是混合神经，含有运动和感觉两种神经纤维。

脊神经出椎间孔后即分为前支和后支。后支较小，直接向后发出分支支配颈部、背部脊柱两侧的深层肌及颈部、背部和腰骶部的皮肤。前支较粗大，向前除 12 对胸神经直接发出分支支配胸腹壁肌肉和皮肤外，其余在颈、腰、骶等处形成颈丛、臂丛、腰丛和骶丛，如图 8-9 所示，再由丛发出分支分布于颈部和四肢的肌肉、关节和皮肤。由丛发出的分支，其大小取决于它所供应的部位。

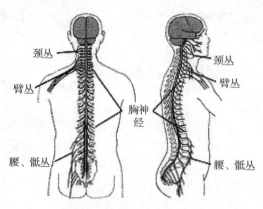

图 8-9　脊神经丛

　　新生儿和儿童的脊神经，像成年人一样呈明显的外观和相应的分布。在光学显微镜下观察，新生儿的脊神经，在颈膨大和腰膨大的前根已充分含有髓鞘，而后根则尚未充分含有；胸神经则很明显落后。在以后发育过程中，随着支配上肢肌、躯干肌和下肢肌的脊神经进一步髓鞘化，小儿也就从抬头开始，到能翻身、能坐、能爬以至能站立到行走和获得手的各种动作。

第二节　脑和脑神经

一、脑

　　脑位于颅腔内，它的外形与颅腔的形态相适应，四周由颅骨保护。

　　脑分为脑干、间脑、小脑和大脑 4 个部分，如图 8-10 所示。大脑位于脑的上端，由大脑两个半球组成。间脑位于中脑的上方，两大脑半球之间。延髓、脑桥和中脑合成脑干，脑干像一个柄，上连大脑，下连脊髓，后连小脑。人出生时，与其他系统器官相比，脑的发育状态处于领先地位。

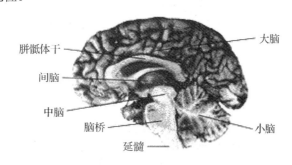

图 8-10　脑正中矢状断面

　　脑的重量：远在胎生时期，脑重的最大值已于胚胎第 2 个月时出现，占体重的 20% 以上，以后则下降。出生时脑的重量：男性约为 393.5g，女性约为 407.5g。

　　在发育过程中，脑的发育与体格及内脏的发育都不相同。以男性为例，在头 1 年时，脑的发育特别迅速。在头 1 年后半年脑的重量增加到约 896g(女约为 854g)，为新生儿期的 2.3 倍，已达成年期脑重的 2/3。

　　在幼儿期和学龄期，到 1～3 岁时，脑重增加至约 1037g(女性约为 977g)，已达到成人脑重的 3/4；到 4～6 岁时，增加到约 1253g(女性约为 1178g)，已接近成年期脑重的 90%～92%；以后从 7～9 岁到 18～20 岁，平均每年只增加约 4.9g(女性约为 3.3g)。可见，在青春期脑重不仅没有明显地增加，反而年增值慢慢减少；到 21～30 岁时，男性平均约为 1386g，女性平均约为 1285g，分别约为新生儿期的 3.5 倍和 3.2 倍。

(一)脑干

1. 脑干的外形与位置关系

　　脑干位于脑的中下部，自下而上由延髓、脑桥和中脑三部分组成。它像一个柄，三部分相连之处略为窄细。延髓在枕骨大孔处与脊髓相连。脑干的后面与小脑相连，并在延髓、脑桥和小脑之间构成第四脑室。出生时，脑干三个部分的结构都相应地发育良好。

2. 脑干的内部结构

在脑干中，延髓、脑桥、中脑三部分的结构比较接近。

延髓、脑桥和中脑内部具有脊髓的共同点，由灰质和白质组成，但排列不整齐。白质主要由上、下行传导束组成。灰质则分散在白质中，其中有上、下行传导束的中继核团，以及与 3～12 对脑神经连接的神经核。此外，在核和传导束之间尚有神经纤维交织网，并有神经细胞分散其中，称为网状结构，脑干的网状结构和中枢神经系统各部分都有广泛的联系。

(二)间脑

间脑位于中脑的上方，两大脑半球之间，与两大脑半球紧密连接，大部分被大脑半球所覆盖，其外侧部与大脑半球深部愈合。两侧间脑之间为一狭小的腔隙，是第三脑室，下通中脑水管，上方借室间孔与左、右大脑半球内的侧脑室相通。间脑分为背侧部的丘脑和前下部的下丘脑。间脑主要由灰质团块组成，其中丘脑是皮质下的感觉中枢，来自身体各部绝大多数的上行传导束，都要经过丘脑的中继站传送到大脑，若一侧丘脑损伤，可出现对侧躯体感觉消失。下丘脑被认为是皮质下自主神经的高级中枢，控制交感神经和副交感神经的活动。

(三)小脑

1. 小脑的外形、结构和位置

小脑两侧的膨大部分，为小脑半球。小脑表面有许多大致平行的小沟，两沟之间是一个叶片。小脑表面被覆一层灰质，为小脑皮质。内部为白质，称为小脑髓质。髓质内埋藏有灰质核团。出生时，小脑的沟和回已很发达，随后在头 1 岁时继续形成。到头 1 岁时，两半球才获得迅速的发育。

小脑位于两大脑半球枕叶的下方，脑干的后方，如图 8-11 所示。小脑借三对脚分别与延髓、脑桥和中脑相连。

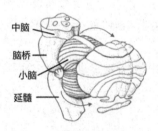

图 8-11　脑干及小脑后外侧面

2. 小脑的重量

新生儿期，小脑重约 22g(女性约为 20g)，为脑重的 6%。以后在头 1 岁时，小脑的发育比脑的其余部分占优势，为出生时的 4 倍，相当于脑重的 10%。到 6 岁时，小脑的重量已达到成年人正常值的下界。成年人小脑的重量：男性为 142～150g，女性为 125～135g。

3. 小脑的功能

小脑的功能与运动有关，主要是参与维持身体的平衡，运动中保证各肌群间的协调和调节肌张力。

(四)大脑

大脑被正中的深裂(半球间裂)分为左、右两大脑半球。裂底有连接大脑左右两半球的由横行纤维构成的胼胝体。

1. 大脑半球的外形

(1) 大脑半球主要由沟、裂、回和分叶组成。大脑半球表面凹凸不平，有许多沟、裂和沟裂之间的脑回。

大脑半球外侧面借中央沟、外侧裂和顶枕裂为标志，分为 4 个叶和脑岛，如图 8-12 所示。中央沟起于半球上缘中点稍后方，斜向前下，沟的前方是额叶，后方与枕叶之间是顶叶。顶枕裂位于半球内侧后部，裂的后方是枕叶。外侧裂从半球前下方行向后上方，裂的下方是额叶。脑岛又称中央叶，深藏于外侧裂深部。

在大脑半球内侧面，除 4 个叶的扩张部分外，尚有围绕胼胝体的扣带回和海马回及海马回沟连接成环形的脑回，如图 8-13 所示，因其位于大脑与间脑交界处的边缘，称为边缘叶。边缘叶与附近的皮质及有关的皮质下结构，在功能上形成一个统一的功能系统，称为边缘系统。

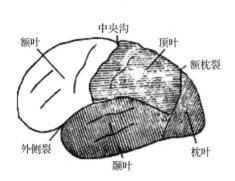

图 8-12 大脑半球外侧面

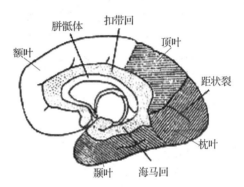

图 8-13 大脑半球内侧面

(2) 沟、裂、回的形成和发育：大脑半球表面的沟、裂和回，是在胚胎 5 个月以后形成的。在胚胎 5 个月之前，大脑半球的表面还很平滑，以后由于发育不平衡，才形成凹陷的沟和凸起的脑回。出生时已具有全部主要的沟和回，脑岛已不显露。

2. 大脑半球的内部结构

大脑半球的内部结构包括表面覆盖的一层皮质(灰质)、皮质下的白质、白质深部的基底神经节和一对侧脑室等四部分。

1) 大脑半球的皮质和白质

(1) 大脑半球的皮质又称皮层，是主要由神经元胞体构成的一层灰质。神经元胞体估计有 100 亿～140 亿个。灰质的厚度，各部厚薄不一，出生时的平均厚度已接近成年人。成年人灰质的平均厚度为 2.5mm。

(2) 大脑半球的白质，又称髓质，由大量神经纤维构成。其可分为三系。

① 连合系：是连接左、右半球皮质的纤维，集中构成胼胝体等结构。

② 固有连合系：是同侧脑半球内部各有关叶、回之间的连合纤维。

③ 投射纤维：是由脊髓或脑干投射到大脑皮质的上行纤维，和由大脑皮质投射到脑干或脊髓的下行纤维，统称投射纤维。投射纤维绝大部分均须经过基底神经节与丘脑之间的一个狭长地带，即内囊，是大脑皮质与下级中枢联系的"交通要道"。

出生时，大脑白质的发育比较落后，髓鞘贫乏。

胼胝体位于半球间裂底，为连接两半球之间的横行纤维构成的厚板。胼胝体下面构成第三脑室。

(3) 皮质和白质的分布：出生后，在发育过程中，皮质和白质的重量比例发生很大的变化。出生时，皮质的发育占极大的优势。出生后头几天，皮质和白质的分布分别为 90.4%和 9.6%。以后白质的发育不断加强，皮质和白质的分布到 3 岁时，已分别改变为 69.3%和 30.7%；到 4 岁时，为 64%和 36%；到 11 岁时，为 59.3%和 40.7%；到 27 岁时，为 58.3%和 41.7%；到 34 岁时，为 54%和 46%。

2) 基底神经节

基底神经节是埋藏于大脑半球白质中靠近脑底的灰质团，包括尾状核、豆状核、屏状核和杏仁核。尾状核和豆状核合称纹状体。纹状体在哺乳类以下的动物中为最高运动中枢，在人类由于大脑发达，随意的、精确的运动功能由大脑皮质运动中枢通过锥体系实现，纹状体已居于次要地位，只起到维持肌肉张力和协调肌肉活动的配合作用。

3) 侧脑室

侧脑室是位于大脑半球内部的腔隙，内含脑脊液和产生脑脊液的脉络丛。两侧脑室通过室间孔与第三脑室相通。

二、脑神经

脑神经是脑的周围神经，共有 12 对。尽管脑神经比脊神经要特化得多，但它们在很多特征上是相似的。脑神经依其与脑相连部位的顺序，依次为：嗅神经、视神经、动眼神经、滑车神经、三叉神经、展神经、面神经、前庭蜗神经、舌咽神经、迷走神经、副神经、舌下神经。

脑神经的纤维成分比较复杂，可分为以下 4 种。

1. 躯体感觉纤维

躯体感觉纤维分布于头面部的皮肤、肌、关节、腱和部分黏膜内的感受器及特殊的外感受器——视器和位听器。

2. 内脏感觉纤维

内脏感觉纤维分布于心、血管和内脏器官的感受器及特殊的感受器——味蕾和嗅器。

3. 躯体运动纤维

躯体运动纤维支配头面部许多骨骼肌的运动。

4. 内脏运动纤维

内脏运动纤维为自主神经中颅部的副交感纤维，支配心肌、平滑肌及腺体分泌。

有的脑神经只含有上述 4 种纤维中的 1 种，有的脑神经含有 2 种或多种。

新生儿的脑神经中，运动神经一般含髓鞘相当多；而感觉神经的髓鞘化则没有那么早。其原因，认为与功能有关，胎儿在子宫内时已可运动，而感觉的触觉则没有那么活跃。出生后，在子宫外生活对脑神经的继续形成具有重要作用。在发育过程中，各脑神经的发育比脊神经明显领先。1.5 岁以后，在脑神经中不含髓鞘的纤维已不多。

第三节　内　脏　神　经

内脏神经是整个神经系统的一个部分，主要分布在内脏器官、心脏、血管和腺体中。内脏神经包含内脏感觉神经和内脏运动神经。其中内脏运动神经调节内脏、心血管的运动与腺体的分泌，通常不受人的意志控制，又称自主神经。

自主神经根据其功能和形态上的差别，分为交感神经和副交感神经两类，都是受大脑皮质和皮质下中枢的控制和调节，两者在功能上互相依存、互相协调，以维持机体内外环境的相对平衡。

一、交感神经

交感神经的低位中枢位于脊髓胸节和上三个腰节的侧角内。侧角细胞的轴突，经前根和脊神经出椎间孔后，离开脊神经，组成周围部，分布于各种效应器。交感神经的周围部，包括交感神经干、交感神经节、分支和神经丛。交感神经干作串珠状排列在脊柱两旁，上至颈部，下至尾骨前方。新生儿的交感神经周围部，从大体解剖上观察，其形态和整体观大致与成年人相仿。

二、副交感神经

副交感神经的低位中枢位于脑干和脊髓骶段。脑干的副交感神经核的纤维随脑神经至头、颈、胸、腹各器官。骶部副交感神经的纤维构成盆内脏神经至盆腔各器官及结肠左曲以下的消化道。

绝大部分内脏器官既接受交感神经支配，也接受副交感神经支配，形成双重神经支配，在双重神经支配的内脏器官中，交感和副交感效应往往是拮抗的。当交感神经活动使某一脏器活动加强时，副交感神经的影响则是使其减弱，反之亦然。一般来说，交感神经兴奋，有利于机体进行紧张性活动；副交感神经兴奋，则有利于机体能量储备。例如，副交感神经兴奋，胃肠道消化吸收功能加强；而生气时，交感神经兴奋，胃肠道消化吸收功能减弱，所以会有"气饱了"的现象。

第四节　脑和脊髓的被膜及脑脊液

一、脑和脊髓的被膜

脑和脊髓的表面均包有三层被膜。外层是硬膜，中层是蛛网膜，内层是软膜。其具有保护脑和脊髓的作用。

(一)硬膜

硬膜又称硬脑膜或硬脊膜。由致密结缔组织构成，厚而坚韧。其中包围脑的硬膜是由颅骨内膜与硬脑膜愈合而成，故紧贴于颅骨内表面，并借颅缝与颅外膜相连。硬脑膜还突入脑裂中，构成大脑镰、小脑幕、小脑镰等结构。有些部位硬脑膜分为两层，形成腔隙，内含静脉血，称为硬脑膜静脉窦，收纳脑的静脉血并汇入颈内静脉。

(二)蛛网膜

蛛网膜为一层无血管半透明膜。蛛网膜与软膜之间的腔隙称为蛛网膜下隙，其中充满无色透明的脑脊液。蛛网膜在颅顶部形成颗粒状突起并深入硬脑膜静脉窦内，脑脊液可通过该颗粒的作用渗入静脉窦内的静脉血中。

(三)软膜

软膜又称软脑膜或软脊膜，很薄，富含血管，紧贴于脑和脊髓的表面，不易分离，并深入沟裂之中。其伸入脑室内的部分与毛细血管及脑室膜结合，形成脉络丛，产生脑脊液。

脑的三层膜中，在硬脑膜与蛛网膜二者之间，彼此借结缔组织小梁互相连接。在蛛网膜与软脑膜二者之间借蛛网膜下隙隔开，蛛网膜下隙中充满流动的脑脊液。

二、脑脊液

脑脊液由侧脑室、第三脑室和第四脑室的脉络丛分泌，以侧脑室为多，充满于蛛网膜下隙、脑室和脊髓中央管内，相当于脑和脊髓的组织液与淋巴液，具有保护、营养脑和脊髓，运输代谢废物的功能。此外，脑脊液在维持颅内压的稳定方面也起着重要的作用。

(一)脑脊液的循环途径

脑脊液从侧脑室经过室间孔流至第三脑室，再通过中脑导水管流入第四脑室，如图 8-14、图 8-15 所示。在第四脑室经两侧角孔和正中孔流出脑室，进入蛛网膜下隙。在蛛网膜下隙的去向是小部分流入脊髓蛛网膜下隙，大部分流入脑蛛网膜下隙，经蛛网膜颗粒渗入硬脑膜静脉窦的静脉血中。

(二)脑脊液的性质

1. 脑脊液颜色

新生儿的脑脊液，只有少数小孩是无色的，多数小孩呈黄色或红色。这是由产伤或新生儿黄疸引起的。黄疸的小孩的脑脊液也有黄染现象。早产儿和不足月儿都显示高度黄疸。足月的小孩通常在出生后第 8 天出现黄染。较高龄的儿童和成年人，正常的脑脊液是无色透明的。

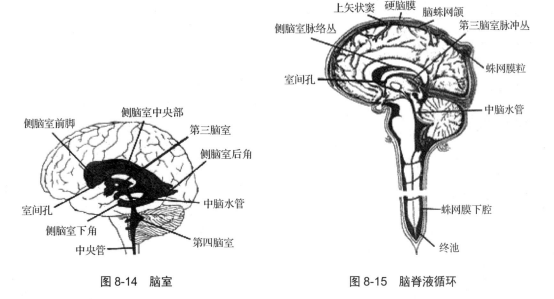

图 8-14 脑室　　　　　　　　图 8-15 脑脊液循环

2. 脑脊液量

在婴儿期为 30～40ml；在幼儿期为 40～60ml；在成年期为 60～200ml。

3. 细胞数

0.5 岁以下的儿童少些；0.5～12 岁的儿童，多数(80%)每毫升 5 个，少数(20%)每毫升 5～10 个；成年人为每毫升 5～10 个。

第五节　传　导　路

感受器接受身体内外各种环境的刺激转化为上行冲动，经感觉神经纤维传入脊髓和脑，最终上传至大脑皮质。来自大脑和脑的其他部位的冲动，最终通过运动神经纤维传到身体各部的效应器。这种传递的途径，称为传导路，通常由两个或两个以上的神经元通过突触连接构成。在中枢神经内，传导一定性质的神经纤维通常集中成束，称为传导束。

一、锥体传导路

新生儿出生时，中央前回的传导路已含有部分髓鞘；内囊膝部也一样；在延髓则含髓鞘很少。在脊髓前索的锥体传导路含髓鞘很高；在侧索的反而落后。到出生后第 4 个月，髓鞘化可能终止，也可能到 4 岁时才最后完成。

二、感觉传导路

脊髓获得感觉传导路，比一般传导路早。出生时，脊髓的感觉传导路含髓鞘相当多，在延髓、中脑也一样。中央后回的投射纤维，通常在出生时含髓鞘相当多。

三、嗅觉传导路

新生儿出生时，大部分已含髓鞘。

四、视传导路

新生儿出生时，几乎全部已含髓鞘。

五、听传导路

多数新生儿已在整个过程中含髓鞘。

第六节　神经系统的活动

一、大脑皮质的功能定位

大脑皮质是神经系统的最高级中枢。它接受皮质下各部位传来的各种传入冲动，产生感觉和思维等活动。同时，又通过下行传导路管理躯体运动和调节身体器官系统活动。因此，皮质是传入纤维的终点，也是传出冲动的起点。

大脑皮质的面积为 $2210cm^2$。在某些区域通常比较集中地执行一定的功能，这种情况称为大脑皮质的功能定位，其主要有以下中枢，如图 8-16 所示。

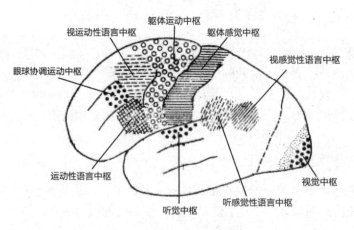

图 8-16　大脑皮质的功能定位

二、神经系统的感应性

(一)大脑皮质功能的感应性

据电刺激实验可知，刺激新生儿的大脑皮质没有引起随意肌的运动。

(二)视觉

新生儿出生后已有感应功能，瞳孔有对光反应，不少新生儿有眼球震荡现象。

(三)听觉

新生儿出生后，1～6 小时已有听觉；在 3 个月时，头才能转向音源。

(四)嗅觉和味觉

新生儿出生时，已有明显的嗅觉和味觉感应。

(五)触觉

新生儿出生时，有触觉感应，但身体各部的差别是很明显的。触觉最佳的是面部口的周围。

三、非条件反射

非条件反射是指出生后无须训练就具有的反射。新生儿期的活动主要是非条件反射性活动，除呼吸系统、心血管系统、消化道、分泌等持续终生的反射外，还具有一系列的运动形式和反射，出生后不久便消失。这些反射主要有以下方面。

(一)面颊反射

新生儿的面颊触及母亲的乳房或其他刺激物如手指时，头便转向乳房和刺激物的方向。所以母亲喂奶时，应该用手指轻按新生儿面颊的内侧，如想其面向乳房却按外侧，则结果反而使小儿头外转。

(二)伸舌运动

将固体或半固体食物放在新生儿口腔前部时，新生儿会反射地伸舌，将食物推出，这种反射具有保护性作用，通常在 1～2 个月后会消失。但在大脑瘫痪的患儿可持续多月或数年。

(三)吸吮反射

当新生儿的口唇触及乳头时，新生儿的口腔就开始做吸吮运动，但孱弱的或未成熟儿没有吸吮运动。

(四)吞咽反射

新生儿出生后，头 3～4 个月，新生儿不会用舌的动作将食物送到口腔后部和咽部，而是靠咽反射吞下流质。因此，在此时进行非流质喂养有困难，这也是许多新生儿出现流涎的原因。但孱弱的或体重很轻的未成熟儿，则没有吞咽能力。

(五)握物反射

新生儿经常保持双手握拳的状态，这说明屈肌优于伸肌。如将适当大的物体放于掌心时，新生儿就紧握着该物，如提起该物时，可将新生儿悬空吊起，到第 5 周时反射最强，能两手同时握物。以后随着大脑皮质对下级中枢抑制的加强，握物反射便逐渐减弱，到3~4个月时完全消失，代以有意识地握物。当新生儿颅内伤时握物反射会减弱以至丧失，大脑瘫痪的患儿可长期持续。

(六)拥抱反射

新生儿对突然的刺激，如巨响、突然迅速改变体位，就发生拥抱反射，两臂向前环抱，躯干伸直；有时面部紧张，并在两臂松弛时发出哭声。此反射到3~4个月时消失，但有时较大的新生儿还表现于睡眠中。若出生时缺乏拥抱反射，或只短期内存在后消失，可能因为大脑产伤。

(七)颈紧张反射

若将新生儿仰卧时的头转向一侧，则同侧上肢伸直，对侧上臂外展，前臂弯曲向颅后，新生儿在醒觉时的姿势亦往往这样。此反射通常在3~4个月时消失。

(八)其他反射

此外，尚有颈躯反射、侧弯反射、直立反射、降伞反射等，到一定时间会消失。

四、条件反射

条件反射是指出生后经过训练而形成的反射，它可以建立和消退。新生儿最初建立的条件反射，多是属于饮食性的。例如，抱新生儿在一定姿势下喂奶，若干天后，这种姿势引起的刺激就会引起新生儿吃奶准备活动。到第 3 个月时，通过视觉刺激，如看见奶瓶或乳房，亦引起同样的条件反射。到 3 个月以后，在一定的体位和一定的声音刺激下，可使新生儿反射地排尿或排便。以后随着醒觉时间的增多，条件反射逐渐多样化。

五、各种动作和精神活动

(一)各种动作

出生后，新生儿的动作活动过程，是按照一定的程序自上而下进行的。从第 3 个月开始，先会抬头，然后发展到躯干和上肢，能翻身、举臂和坐，再往下发展至下肢，能够站立和步行。

上述的活动过程与神经系统的成熟程度是一致的，即与支配肌肉的神经髓鞘化从颈开始往下形成有直接的关系。因此，根据形成过程的表现，可看出神经系统的发育状态。这些动作先后出现的规律，是不能随人为的意志而改变的，但出现时间的迟早则有个体差异。

1. 抬头

新生儿的颈肌无力，不能抬头；仰卧或俯卧位时，头常转向一侧；若将身体竖起，头

学前人体解剖生理学(微课版)

122

向前或向后垂下。

新生儿出生以后，随着支配颈肌的运动神经髓鞘化，到第 2 个月仰卧位时开始练习抬头，并开始注视；到第 3 个月时，已能抬头转向音源；到第 4～5 个月时，在扶着的坐位上可以抬头。

2. 翻身

新生儿继抬头之后，随着支配上肢肌和躯干肌运动神经的髓鞘化，到第 4～5 个月时能够俯卧仰翻；到第 6 个月时能仰卧俯翻。俯卧仰翻时，通常借助一侧上肢撑起身体。

3. 坐

在新生儿时，扶着坐时，头向前垂，背向后弯，不能坐。当能够自如抬头和获得背肌支持之后，到第 7～8 个月时才能独坐，但仍然身躯向前，须借助上肢支持。要能够坐着自由转动，身体不致倾斜，还要在更晚时候获得。

4. 爬行和站立

随着腰部和下肢肌的支配神经的髓鞘化，婴儿开始爬行和站立。当出生后 3～4 个月扶着婴儿立位时，髋关节和膝关节还是弯曲无力；到第 6 个月能翻身时，才开始能使用下肢支持，喜欢在母亲怀中跳跃；到第 8 个月时，能独立片刻；到第 9～10 个月时，开始会爬，爬的方式是用双手双膝，或用双手双足，或用双手和臂部。爬使婴儿扩大了眼界，能获取远处的玩物，促进了活动。

学站是在第 10 个月时，那时能扶床栏从座位上站起来，但还不能自己从立位上坐下来。先学会起立，后学会坐下，是一个规律，称为"正反动作规律"。

5. 行走

行走是婴儿能爬和站立之后在第 10～11 个月时开始进一步发展的动作。学行走时，先能扶着椅凳或床栏走，或被搀着两手自己走。走时双脚分开，步伐蹒跚不稳，时大时小，时快时慢；到满周岁时，能被搀着一只手行走。

能独自行走，是在第 15 个月时开始，并可在行走时迅速停步下来，但还不会倒退；到第 18 个月时才会倒退。先向前，后倒退，也是一个"正反动作规律"。

6. 手的动作

手的动作开始以抓物品的方式出现。抓物品的动作有一定的发展过程，先是由内侧手掌握物，然后改为外侧手掌握物。出生后 3 个月的婴儿，会抓着玩具玩，但不会主动抓取；到第 4～5 个月时，才能主动抓取物，并在座位上企图伸手抓取物；到第 7 个月时，会弯腰缩短手与物之间的距离攫取物。

使用拇指和食指拈取细小的物件，从第 8～9 个月开始；从第 10 个月起，才能够将手里抓着的物件主动放下，不再抓着不放，并能将玩具来回挪动和交给母亲。

大约到第 15 个月时，能将一块积木叠在另一块上面；一岁半时，能取匙进食；5 岁时能穿衣脱衣。

(二)各种精神活动

1. 语言

语言的发育首先要经过发音练习的阶段。新生儿出生后头 2～3 个月，一般认为啼哭没有第二信号的意义；出生后第 2 个月能牙牙自语；到第 8 个月时能听懂自己的名字，能模仿日常听到的声音，但只能模仿，不了解意义。

进一步能了解意义是从第 10 个月或稍迟开始，那时才有"妈妈"和"爸爸"的意义；以后到 2 岁末时，能说出 2～3 个字的句子；3 岁时能复述 2 个数字；4 岁时能复述 3 个数字；5 岁时能复述 10 个字的句子；6～7 岁时能读书写字。

小孩在使用语言表达之前，已能听懂一些语言。语言的发育有很大的个体差异，有时迟至 2～3 岁才开始，还是属于正常发育，不能视为低能的表现。

2. 情感与行为

新生儿已有愉快和不愉快的感觉，出生后第 3 周或更迟些，其开始微笑。

以后在婴儿期，前 2 个月时能凝视和倾听；第 3 个月时能认识母亲；第 4 个月时能大声笑，并能主动笑脸对人；第 5～6 个月时能区别亲人和陌生人；第 7～8 个月时能亲切地表示对母亲的爱，不允许母亲抱别的小孩，有忌妒表现；第 10～12 个月时能抬手表示再见。

1 岁以后，小儿能做较多的动作，有时就不大顺从大人的话；2～3 岁时，能表现自尊和怕羞；满 2 岁时，在白天能约束大小便；6 岁时，能区别外貌的美丑。

3. 记忆力

记忆持续的时间，出生后第 3 个月为数分钟；1 岁时为 2 个星期；2 岁时为数个月；3 岁时可持续 1 年；4 岁起，如记忆内容不被排除，可持久不退。

第七节　学前儿童保健

一、充分考虑到小儿神经系统发育的特点

神经系统发育迅速：新生儿脑重已达成人脑重的 25%左右，此时神经细胞数量已与成人相同，但其树突与轴突少而短。出生后脑重量的增加主要是神经细胞体积的增大和树突的增多、加长(好比小树苗逐渐长成一棵枝叶繁茂的大树)以及神经髓鞘的形成和发育(好比电线的绝缘外皮，没有这层绝缘外皮，就会跑电、串电)。神经的髓鞘化约在 4 岁完成。6 岁时，脑重已相当于成人脑重的 90%。

神经系统的热量来源：神经系统所需的热量，完全由碳水化合物的代谢产物葡萄糖来提供。糖类的充足供应还可以避免机体消耗过多的蛋白质作为能量来源，以保证蛋白质充分发挥其重要的生理功能。人脑功能越复杂的部位，蛋白质含量越高。小儿正值生长发育期，膳食中如果长期缺乏蛋白质，可能会影响智力发展。但摄入的蛋白质并非越多越好，蛋白质含氮，其代谢产物需从肾脏排出，蛋白质过多会增加肾脏的负担。此外，血钙能维持神经肌肉正常的兴奋性，当血钙过低时，神经肌肉兴奋性增高，可发生抽搐。

二、充分利用大脑皮质活动的一些特性

大脑皮质的活动有它的规律，了解其中的一些规律对指导小儿科学用脑、开发智力帮助很大。

(一)始动调节

大脑皮质刚开始工作时效率较低，随着大脑的发育，大脑皮质的工作效率逐渐提高。

(二)优势原则

人们学习和工作的效率与有关的大脑皮质区域是否处于"优势兴奋"状态有关。兴趣能促使"优势兴奋"状态的形成，使人感兴趣的事情，人们的注意力多比较集中，对其他没有关系的刺激则可"视而不见，听而不闻"。

(三)镶嵌式活动原则

当人们从事某一项活动时，只有相应区域的大脑皮质在工作(兴奋)，与这项活动无关的区域则处于休息(抑制)状态。随着工作性质的转换，工作区与休息区不断轮换，好比镶嵌在一块板上的许多小灯泡，忽亮忽灭。这种镶嵌式活动方式，使大脑皮质的神经细胞能有劳有逸，维持高效率。

(四)动力定型

若一系列的刺激总是按照一定的时间和一定的顺序先后出现，在重复多次后，这种时间和顺序就在大脑皮质上固定下来，有了规律。每到一定时间，大脑就知道该做某项活动了，而且做起来很自然。每当前一个刺激出现，大脑就知道下面该做什么，提前做了准备，这种大脑皮质的活动特性就叫作动力定型。建立动力定型以后，脑细胞能以最经济地消耗，收到最大的工作效果。

(五)保护性抑制

当大脑长时间处于兴奋状态，皮质能量消耗到一定限度时，大脑会因疲劳自动调节反馈性地进入抑制状态，使各项功能活动效率暂时降低。

睡眠是大脑皮质的抑制过程。有规律的、充足的睡眠是生理上的需要，可以使精神和体力得到恢复。睡眠有两种状态，分别是快速眼动睡眠和非眼动睡眠，一夜之间两种状态交替出现。快速眼动睡眠状态眼球呈快速转动，肌肉可以有小抽动，人多处于梦境中；非眼动睡眠状态，眼球不出现快速转动，也不做梦。

小儿神经系统发育尚未成熟，需要较长的睡眠时间进行休整。新生儿除了吃奶，几乎全部时间处于睡眠中；到第1～6个月时，每日睡眠时间为16～18小时；到第7～12个月时，每日睡眠时间为14～15小时；到1～2岁时，每日睡眠时间为13～14小时；到2～3岁时，每日睡眠时间为12小时；到5～7岁时，每日睡眠时间为11小时。2岁以后安排一次约2小时的午睡即可。

此外，小儿大脑皮质容易兴奋，不易抑制，表现为容易激动，控制自己的能力较差。

让小儿做什么易于接受，让小儿不做什么相对困难，因为不做什么是一种抑制过程。

虽然小儿大脑皮质容易兴奋，但注意力却难以持久，兴奋容易扩散。在教小儿做事或学习的时候，要想办法引起小儿的兴趣(利用优势原则)。小儿做一件事坚持不了多久，因此需要经常变换内容或方式(利用镶嵌式活动原则)，使小儿不觉疲劳。另外，还要培养其良好的生活习惯，建立有规律、有节奏的生活制度(利用动力定型)，如 3～6 岁是培养饮食习惯的重要时期，口味形成在儿时，饮食习惯关系着健康，在此期间养成良好的饮食习惯，将终身受益。

三、保持警惕，趁早发现一些疾病

(一)流行性脑脊髓膜炎

流行性脑脊髓膜炎简称流脑，是由细菌引起的呼吸道传染病，冬春季，室内通风不良，容易造成流脑流行，2 岁以内多见。

病初类似感冒，进展迅速，全身感染中毒症状表现为高热、关节酸痛、皮肤瘀点；神经系统表现为头痛，喷射性呕吐，惊厥、意识障碍。流脑早期症状类似感冒，但病情可在短时间内迅速恶化。

喷射性呕吐：不同于胃肠炎等引起的呕吐。喷射性呕吐是由颅内压增高引起的，没有感到恶心即喷吐出来。胃肠道疾病引起的呕吐，一般先有恶心，然后吐出。

预防：接种流行性脑脊髓膜炎疫苗；室内常开窗通风，保持空气新鲜；冬春季尽量少去人多的公共场所。

(二)流行性乙型脑炎

流行性乙型脑炎简称乙脑，是由乙脑病毒引起的急性中枢神经系统传染病，通过蚊虫传播，夏秋季流行，2～6 岁发病率最高。

大多患儿先有全身感染症状，而后出现神经系统症状。

前驱症状可有发热、上呼吸道感染症状、精神萎靡；神经系统症状表现为头痛，喷射性呕吐，意识障碍、惊厥。

预防：流行期前 1～2 个月接种乙脑疫苗；流行季节充分防蚊、驱蚊。

(三)惊厥

惊厥是痫性发作的常见形式，以强直或阵挛等骨骼肌运动性发作为主要表现，常伴有意识障碍。惊厥及其他形式的痫性发作可在小儿许多急性疾病过程中出现，可因急性原发病而出现，又随原发病结束而消失，因而不能被盲目地诊断为癫痫，只有慢性的反复痫性发作才能诊断为癫痫。惊厥是儿科常见急症，年龄越小发生率越高。

1. 颅内感染

颅内感染，如脑膜炎或脑炎。大多在疾病的初期的患儿可表现出反复而严重的惊厥发作，伴有不同程度的意识障碍和颅内压增高。

2. 颅外感染

颅外感染，如热性惊厥，最常见的是急性惊厥，绝大多数 5 岁后不再发作。一般发生在热性疾病初期，体温骤然升高(大多 39℃)时。其中 70%以上与上呼吸道感染有关。典型热性惊厥持续数秒至 10 分钟，可有发作后短暂嗜睡的症状。发作后除原发疾病表现外，一切恢复如常。在一次发热疾病过程中，大多只有一次，个别有两次发作。约 50%的患儿会在今后发热时再次或多次惊厥发作，大多数再次发作在首次发作后一年内。处理时可采取物理降温措施，患儿清醒后喝些凉开水，按往日量服用一次退烧药，然后送医院针对原发病处理。

3. 非感染性疾病

非感染性疾病如手足抽搐症、癫痫。惊厥时可让患儿卧倒，松开衣扣和裤带，保护患儿不要从床上摔下，但不要紧搂或紧按患儿，用毛巾或手帕拧成麻花状放在上下牙之间，防止咬破舌头，及时擦去痰涕。

(四)小儿颅内肿瘤

小儿颅内肿瘤较早出现颅内高压症状，最常见表现为呕吐，部分患儿呕吐是唯一早期症状。呕吐并不全为喷射性，清晨多见，常在呕吐后能立即进食，然后又很快呕吐，易误诊为胃肠道疾患。此外，还有头痛和视觉障碍表现。

(五)晕厥

晕厥即短时间因大脑供血不足而失去知觉，常因疼痛、精神过度紧张、闷热、站立时间过久等引起。晕厥发生前，多有头晕、恶心、心慌、眼前发黑、面色苍白、出冷汗等症状，晕厥后很快能清醒过来。处理时，让患儿平卧，头部略放低、脚略抬高，改善脑供血不足状况，松开衣领及裤带，一般经短时间休息即可恢复。

(六)儿童期重症肌无力

儿童重症肌无力，2～3 岁是发病高峰，女孩多见。其主要分为以下三种类型。

1. 眼肌型

眼肌型最多见，表现为眼睑下垂，睁闭眼无力，多数从一侧开始，然后发展至两侧。部分患儿可有眼球外展、内收或上下运动障碍，引起复视或斜视等。特点是晨轻暮重，休息后减轻，反复用力睁闭眼可使症状加重。

2. 脑干型

脑干型的突出症状是吞咽困难、构音障碍及声音嘶哑等。

3. 全身型

全身型表现为四肢和躯干肌肉的疲劳无力，轻者表现为运动时极易疲劳，严重者可使患儿卧床难起，甚至呼吸肌无力。

该病病情经过缓慢，在发作期间可交替地完全缓解或复发，呼吸道感染可使病情加重。

四、学会正确应对头部伤情

小儿从高处跌落或头部被打击、车祸时，常常会导致头部受伤。

(一)头部有伤口

对出血的头部伤口，可用清洁手帕之类直接压迫伤口，止血包扎。如有脑组织溢出头皮外，切莫把漏在头皮外的脑组织送回伤口，应作简单包扎，必要时可用一清洁小碗盖在伤口上，尽快送医院抢救。同时还需注意以下事项。

1. 出现耳、鼻流血

头部受伤后，若有耳、鼻出血或流出微黄色的液体，说明有颅底骨折，不能用手帕、棉花等填塞耳、鼻。因为血液流经耳、鼻已被污染，若返流回颅内可导致颅内感染，后果严重。

2. 出现昏迷

有些家长想让受伤小儿清醒，进而猛拍、猛搡，希望他能哭出来，这是十分危险的，只会加重病情，若已有颅骨骨折，则会刺伤血管、神经、脑组织。

(二)头部无伤口

1. 脑震荡

颅骨未见损伤，单纯因外力波及脑部，使脑组织受到震荡。最初可有数分钟的意识丧失。清醒后，对于受伤经过不能回忆，感到头痛、头晕，并有呕吐。经休息后症状逐渐减轻，可不留后遗症。

2. 颅内血管破裂

小儿颅骨弹性较好，头部受外伤后，有时仅血管破裂而不发生颅骨骨折。当颅内出血渐多时，脑组织受压，可出现剧烈的头痛、频繁呕吐、嗜睡、昏迷等症状。受伤后可有昏迷、渐清醒、再度昏迷的现象。所以头部受外伤后，即使已清醒仍需要密切观察，以免耽误治疗。

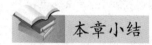 **本章小结**

神经系统由中枢神经系统和周围神经系统组成。中枢神经系统由脑和脊髓组成；周围神经系统由脑神经和脊神经组成，在脑神经和脊神经中含有支配内脏运动的自主神经纤维，自主神经又分为交感和副交感神经，二者在功能上相互拮抗。神经系统的活动是以反射的形式完成的。

小儿神经系统发育迅速，各种动作和精神活动都是随着神经系统发育逐渐形成的。

大脑皮质是神经系统的最高级中枢，不同区域的大脑皮质负责不同的功能。大脑皮质的活动具有始动调节、优势原则、镶嵌式活动原则、动力定型、保护性抑制等特性，利用好这些大脑皮质的活动特性可以帮助小儿开发智力、培养兴趣以及建立良好的生活习惯。

　　察觉到小儿的一些不正常的表现有利于尽早发现某些疾病；学会处理头部伤情，可以在送医院前防止伤情加重。

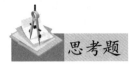 思考题

　　1. 小儿神经系统发育的特点是什么？

　　2. 如何利用大脑皮质活动的特性帮助小儿成长？

　　3. 小儿头部外伤，脑组织溢出头皮外，能否将溢出的脑组织还纳回去？

第九章 感 觉 器 官

本章学习目标

➢ 掌握感觉器官的概念。
➢ 了解感觉器官的基本构造。
➢ 了解各个感觉器官的特征及感觉的发生过程。
➢ 理解学前儿童感觉器官的生理特点。
➢ 掌握学前儿童常见的感官疾病及保健方法。

重点难点

➢ 学前儿童感觉器官的生理特点。
➢ 学前儿童的感官问题及保健方法。

第一节 感觉器官概述

一、感觉器官的构成

感觉器官(the sense organs)是实现感觉过程的生理装置,包括感受器、神经通道和大脑皮层感觉中枢三部分,后两者为感觉器官的附属结构。其中,感受器的职能是将刺激的物理化学特性转变为神经冲动;神经通道负责传导神经冲动,并在传输过程的不同阶段得到有选择的加工;大脑皮层感觉中枢形成感觉经验,感觉中枢是由大脑皮层上相应感觉的中枢部分和弥散部分组成。感觉器官是先天就有的,后天训练使其机能得到发展。

因此,可以得到这样的结论:感觉器官是指感受器及附属结构。

二、感觉的产生

感受器(sensory receptor)是分布在体表和组织内部的专门感受刺激并将刺激的能量转变为电信号的特殊装置。如视觉器官的感受器为视神经细胞,是直接接受光刺激的感受器。视细胞层上有两种视觉神经细胞,即锥体细胞和杆体细胞,而眼睛则是视觉器官,并非视觉感受器。

神经通道(nerve pathway)和大脑皮层感觉中枢统称为感觉器官的附属结构。以视觉器官为例:眼球只是视觉器官的感受部分,完整的视器还应包括它的传导部分和中枢部分等。而后面这部分的路是很长的,大部分是在颅腔内,与大脑及其他组织密切相关。若将眼球比作一个电灯泡,电灯泡发光工作的原因,除了它本身特殊的结构和功能外,还必须有它的电路传导(电线)和电源部分(发电机)等,而视觉神经通道和视觉中枢就是充当这样的地位。我们看东西,要经过视器的感受、传导和中枢等一系列过程。但这些环节中各种组织都必须完全健康,功能必须完全正常才能完成。否则,任何一个环节发生了障碍,都会影响甚至破坏了视觉的形成。

第二节 感觉器官的分类

人体的感觉器官可分为视觉器官、听觉器官、嗅觉器官、味觉器官和触觉器官,这五大感觉器官在神经系统的支配下共同完成感知世界、适应环境、调节自身的功能。

一、视觉器官

视觉器官(visual organ)是人和动物利用光的作用感知外界事物的感受器官。光作用于视觉器官,使其感受细胞兴奋,其信息经视觉神经系统加工后便产生视觉。通过视觉,人和动物感知外界物体的大小、明暗、颜色、动静,获得对机体生存具有重要意义的各种信息,有 80%以上的外界信息需经视觉获得,视觉是人和动物最重要的感觉。

(一)视觉的产生

视觉器官是由眼球(见图 9-1)及其附属结构组成的。视觉器官由含有感光细胞的视网膜和作为附属结构的屈光系统(见图 9-2)等部分组成。从解剖学的角度来说,视网膜为眼球的内膜;外界物体反射回来的光线,依次通过眼球屈光系统的角膜、房水、晶状体和玻璃体等,到达大脑皮层形成物像,当物像落在视网膜时,视觉成像最清晰。不同眼有不同的屈光效果,物像落在视网膜的位置不同,视觉清晰程度也不同(见图 9-3)。

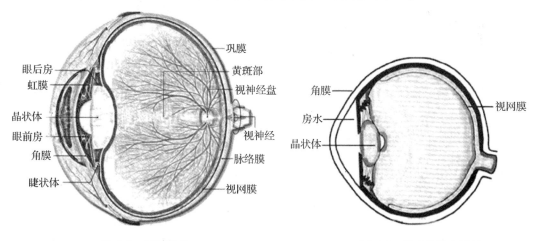

图 9-1 眼球结构   图 9-2 眼球的屈光系统

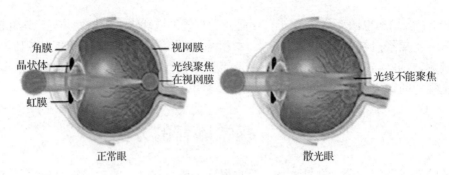

角膜 视网膜
晶状体 光线聚焦
在视网膜
虹膜 光线不能聚焦

正常眼 散光眼

图 9-3 不同眼的屈光效果对比

(二)眼的结构及其功能

眼是视觉器官,故又称视器,主要由眼球及其附属结构组成(见图 9-4)。眼睛通过把光投射到对光敏感的视网膜成像,在那里,光线被接受并转化成信号,并通过视神经传递到脑部。眼睛是人类感官中最重要的器官,大脑中大约有 80%的知识都是通过眼睛获取的。读书认字、看图赏画、看人物、欣赏美景等一些事情都要用到眼睛。眼睛能辨别不同的颜色和光线的亮度,并将这些信息转变成神经信号,传送给大脑。眼球包括眼球壁、眼内腔和内容物、神经、血管等组织。

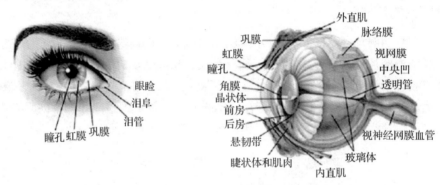

眼睑 外直肌
泪阜 巩膜 脉络膜
泪管 虹膜 视网膜
瞳孔 中央凹
角膜 透明管
晶状体
前房
后房
瞳孔 虹膜 巩膜 悬韧带 视神经网膜血管
睫状体和肌肉 玻璃体
内直肌

图 9-4 眼的结构

1. 眼球壁

眼球壁主要分为外、中、内三层膜。

(1) 外膜由角膜、巩膜组成,又称纤维膜。眼球外膜位于眼球壁最外侧,厚而坚韧,保护眼球,与眼内容物共同维持眼球形状,起维持眼球形状和保护眼内组织的作用。

① 角膜:外膜的前 1/6 为角膜,透明微凸,中央部较薄,四周较厚,光线经此射入眼球能透射光线为透明状晶片,有屈光作用。角膜内无血管,但含丰富的神经末梢,是全身感觉最灵敏的部位。

② 巩膜:外膜其余 5/6 为巩膜,呈乳白色,不透明,质地坚韧,俗称"眼白"。巩膜前接角膜,后方与视神经外鞘相连续。巩膜与角膜的交接处有环行通道(巩膜静脉窦),是房水的排出路;巩膜环抱后部视神经周围,形成视神经鞘。

(2) 中膜由虹膜、睫状体和脉络膜三部分组成,又称血管膜。眼球中膜内含丰富的血管和色素,能够营养眼球,并使眼球内部形成屏蔽光线的暗箱,有利于光色感应。

① 虹膜：是中膜最前面的部分，位于晶状体前，为环圆形薄膜，中央有圆形瞳孔。虹膜内含环形的瞳孔括约肌和放射状排列的瞳孔开大肌，前者收缩时可缩小瞳孔，后者收缩时可放大瞳孔，以调节进入眼内光线的量。虹膜内含色素的数量和分布情况决定虹膜的颜色，可呈棕黑色、蓝色或灰色等，且因人种而异。

② 睫状体：前接虹膜根部，后接脉络膜，外侧为巩膜，内侧则通过睫状小带与晶体赤道部相连。睫状体前部隆起为睫状冠，富有血管，能产生房水；后部较扁平为睫状环。睫状体内有睫状肌，睫状肌可通过收缩或松弛起到调节晶状体厚度的作用，以适应视近物或视远物。

③ 脉络膜：占中膜的后 2/3，为薄、软、棕色膜，介于巩膜和视网膜之间。前连睫状体，后方有视神经通过。脉络膜富含血管和色素，丰富的血液可为眼球提供和维持营养，丰富的色素可与虹膜内色素形成"暗箱"，起到遮光作用，避免光线从瞳孔外的眼壁透入而扰乱视觉。

(3) 内膜又称视网膜，为一层柔软而透明的膜，紧贴在脉络膜内面，有感受光刺激的作用。视网膜分为视网膜虹膜部、视网膜睫状体部和视网膜视部，前两部分别位于虹膜和睫状体内，无神经成分，不感光，称视网膜盲部；视网膜视部附于脉络膜内面，前接盲部，后连视神经，是神经组织膜，有感光作用。

视网膜视部(见图 9-5)又分为外部色素部与内部神经部，通常所说的视网膜脱离就是指神经部从色素部上分开。神经部自外向内由三层细胞构成：视细胞层(感光细胞层)、双极细胞层和节细胞层。感光细胞层中含有感受强光和颜色的视锥细胞以及感受弱光的视杆细胞，这两种细胞内含吸收光能的化学物质，能将光能转化为化学能和电能，产生神经冲动，此外，还有水平细胞和无长突细胞为横向联系的联络细胞；双极细胞纵向联系视细胞和神经节细胞；节细胞层内含神经节细胞，为多极神经元，其轴突聚成视神经，穿眼球后壁入脑。

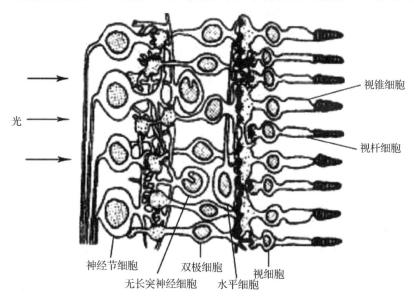

图 9-5 视网膜视部构造

视网膜的视轴正对终点为黄斑中心凹。黄斑区是一黄色的小圆盘，其中央为一小凹，即中心凹，凹底的视网膜最薄，视锥细胞密集分布。因此，黄斑区是视网膜上视觉最敏锐的特殊区域。视网膜由黄斑向鼻侧约 3mm 处有一淡红色圆盘状结构，称为视盘，亦称视神经乳头，是节细胞的轴突汇集处，无视细胞，不感光，是视网膜的生理盲点。具体可见图 9-6。

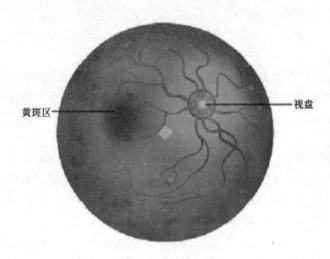

黄斑区   视盘

图 9-6 视网膜概述

2. 眼球的屈光系统

眼球的屈光系统包括角膜、房水、晶状体和玻璃体，后三部分为眼内容物。

(1) 角膜无色透明，中间较薄，四周较厚，曲度大，形似凹透镜，有屈光作用。

(2) 房水充斥于眼房内，由睫状突产生，为无色透明液体，除具有屈光作用外，还有营养角膜、晶状体及玻璃体，维持眼压的作用。

(3) 晶状体位于虹膜之后，玻璃体之前，是富有弹性的、不含血管和神经的透明体，形如双凸透镜。晶状体是眼球屈光系统的重要组成部分，也是唯一具有调节能力的屈光间质，其调节能力随着年龄的增长而逐渐降低，形成老视现象。

(4) 玻璃体位于晶状体后面，充满于晶状体与视网膜之间的全部眼球腔内，是无色透明、呈胶状的半固体，其主要成分是水，具有屈光、固定视网膜的作用。玻璃体前有一凹面，恰好能容纳晶状体，称为玻璃体凹。

3. 眼附属器

眼附属器包括眼睑、睫毛、结膜、泪器、眼球外肌和眶脂体与眶筋膜。

(1) 眼睑位于眼球前方，分上、下眼睑，眼睑间的裂缝称睑裂。眼睑由外向内，由皮肤、肌层、纤维层和睑结膜四层组成，是保护眼球的重要结构。眼睑的游离缘称睑缘，是皮肤和黏膜的交界，有 2～3 列睫毛，并有腺的开口。

(2) 睫毛生长于睑缘前唇，排列成 2～3 行，短而弯曲。上睑睫毛多而长，下睑睫毛短而少，上、下睑缘睫毛似排排卫士，排列在睑裂边缘；睫毛毛囊神经丰富，使睫毛敏感，触动睫毛可引起瞬目反应。因此，睫毛有遮光，防止灰尘、异物、汗水进入眼内和对角膜、眼球进行保护的作用，并能防止紫外线对眼睛的伤害。学前儿童的睫毛最长，也最弯曲。

(3) 结膜是覆盖在上、下眼睑内和眼球前面的一层透明黏膜，由复层柱状上皮和少量结缔组织形成，分为睑结膜和球结膜。结膜内含丰富的血管和神经末梢，并有少量的黏液腺，能分泌黏液，滑润眼球，以减少睑结膜与角膜的摩擦，有保护和便于眼球移动的作用。

(4) 泪器位于眼眶的外上侧，有拇指盖大小，由分泌泪液的泪腺和排出泪液的泪道组成。泪器分泌的泪液不仅能洗刷眼球表面以维持其清洁，还能保持角膜的湿润。

(5) 眼球外肌为眼睛的运动装置，由 4 块直肌和 2 块斜肌构成，具有控制眼球运动的作用。

(6) 眶脂体与眶筋膜。眶脂体又称眶脂肪，是块状的脂肪组织。眶脂体是眶内各结构的重要保护装置，对眼球、视神经、血管、泪腺都有保护作用，起固定、软垫的功能，可减少外力对眼球震动的影响。眶筋膜包裹于眼球外肌的外面，以保证眼球的转动。

4. 视路

人眼接收到的景物在视网膜上呈现，视网膜上的神经细胞在受到光刺激后，产生神经冲动，通过神经系统传至大脑中的视觉中枢。视路是指从视网膜接收视信息到大脑视皮层形成视觉的整个神经冲动传递的径路，它包括视网膜、视神经、视交叉、视束、外侧膝状体、视放射和枕叶皮质视中枢(见图 9-7)。

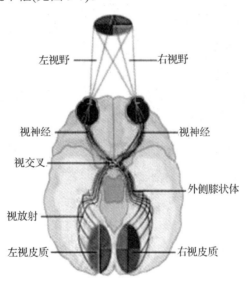

图 9-7　视路

二、听觉器官

听觉器官(hearing organ)是人和动物利用声波的作用感知外界事物的感受器官。声波作用于听觉器官，使其感受细胞兴奋并引起听神经的冲动发放传入信息，经各级听觉中枢分析后便产生听觉。通过听觉，人和动物能够通过声音对自然界中发声物体进行感知与辨别，是认识客观世界重要的途径。

(一)听觉的产生

听觉系统由听觉器官各级听觉中枢及其连接的网络组成。听觉器官通称为耳,耳中有特殊分化的细胞,能感受声波的机械振动并把声能转换为神经冲动,叫作声感受器。形成听觉的途径有两条:一条是外界的声波经过外耳道传到鼓膜,鼓膜的振动通过听小骨传到内耳,刺激耳蜗内的听觉感受器,产生神经冲动,神经冲动通过与听觉有关的神经传递到大脑皮层的听觉中枢,形成听觉;另一条是声音直接作用于头颅骨,引发颞骨骨质中的耳蜗内淋巴振动而刺激毛细胞,上传到大脑的听觉中枢,形成听觉。

(二)耳的结构及其功能

耳是听觉器官,也是位听器官,具有感受声音和身体位置变动的功能。耳由外耳、中耳、内耳三部分组成,其中外耳和中耳是声波的收集装置,内耳是听觉和位觉的主要器官。耳的结构如图 9-8 所示。

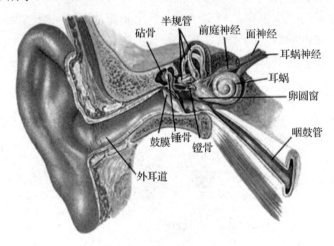

图 9-8　耳的结构

1. 外耳

外耳包括耳郭、外耳道和鼓膜。

(1) 耳郭以弹性软骨为支架,覆以皮肤,富含血管神经。耳郭借韧带、耳郭肌、软骨和皮肤等附着于头颅两侧,具有收集声波的作用。

(2) 外耳道是以外侧 1/3 的软骨和内侧 2/3 的骨构成的从外耳门(external acoustic pore)向内侧延伸到鼓膜的弯曲管道。外耳道的软骨部位皮肤薄,富有毛囊、皮脂腺及耵聍腺,是疖肿的易发部位之一。耵聍腺分泌一种黄褐色的黏稠物叫作耵聍,它与耳毛一起具有防虫、防尘、防水和保持空气温暖的作用。外耳道是将外界声波传到鼓膜的通道。

(3) 鼓膜又称耳膜,位于外耳道底,是外耳与中耳的分界,为椭圆形、淡灰色、半透明的薄膜,由上皮层、纤维层和黏膜层构成。鼓膜弹性强,质地坚韧,在声波的作用下产生精细振动,保证声波完整传入中耳;能承受一定的水压和气压并抗感染,具有保护中耳和内耳的作用。

2. 中耳

中耳包括鼓室、听小骨、咽鼓管、鼓窦和乳突。

(1) 鼓室介于外耳与内耳之间，是颞骨岩部内的一个不规则的小气腔，其外侧壁为鼓膜，内侧壁即内耳的外壁。鼓室作用是将声音传入内耳，放大声音，调节声音大小，保持鼓膜内外大气压的平衡。鼓室外侧壁结构如 9-9 所示。

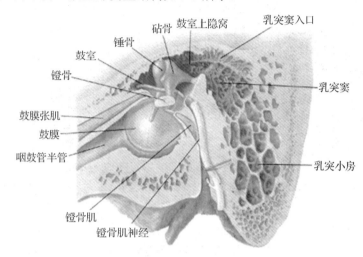

图 9-9　鼓室外侧壁结构

(2) 听小骨位于鼓室内，左、右耳各三块。听小骨由锤骨、砧骨及镫骨组成。三块听小骨间相互震动，以达到复制声源，刺激内耳的作用。

(3) 咽鼓管是鼓室沟通鼻咽腔的管道，为中耳传音机构的重要组成部分，位于鼓室斜下方，与鼓室相连。咽鼓管的主要作用是调节鼓室中的压力，并将鼓室中的分泌物排出。

(4) 鼓窦又称乳突窦，是位于鼓室后上方的含气空腔，前方与鼓室相邻，后下方与乳突相邻。鼓窦不仅是鼓室和乳突气房(乳突小房)相互交通的重要通道，还是中耳乳突手术的重要解剖标志。

(5) 乳突是从颞骨乳突部的底面突出的圆锥形突出，其体表可以触及，位于外耳道的后面和茎突的外面。颞骨乳突部内的许多含气小腔隙，称为乳突气房(乳突小房)。乳突气房通过鼓窦(乳突窦)与中耳鼓室腔相通。乳突起到减轻颅骨重量的作用。

3. 内耳

内耳又称迷路，是位于鼓室和内耳道底之间，包藏在颞骨岩部的骨质内的一套极为复杂的管道。内耳由骨迷路和膜迷路组成。

(1) 骨迷路是致密骨质围成的一系列弯曲小管和腔隙，分为前庭、骨半规管和耳蜗三部分。

① 前庭是骨迷路中部的一个近似椭圆形的腔隙，向前下连通耳蜗，向后连通三个骨半规管。前庭是耳朵负责平衡的器官。

② 骨半规管是 3 个 "C 字形" 的弯曲骨管，共有 5 个孔，开口于前庭。

③ 耳蜗形似蜗壳，是一螺旋形骨管，绕蜗轴卷曲两周半，位于颞骨深处。耳蜗是传

导并感受声波的结构。

(2) 膜迷路是悬系在骨迷路内的膜性囊管，其形状和骨迷路相似，由椭圆囊和球囊、膜半规管及耳蜗管等构成。

右侧骨迷路及膜迷路结构如图 9-10 所示。

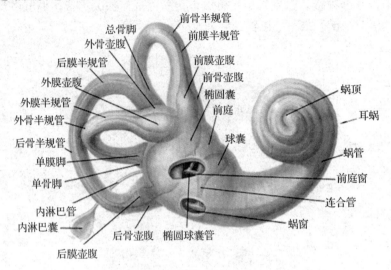

图 9-10　右侧骨迷路及膜迷路结构

① 椭圆囊：为一个微扁而略长的椭圆形囊，位于前庭的后上方。囊内有内淋巴液，与球囊、膜半规管相通。囊底有一处黏膜增厚，形成斑状隆起，称为椭圆囊斑。椭圆囊斑是感受头部位置变动或直线加速、减速运动的感受器。

② 球囊：又称"球形囊"，呈扁平梨状，位于前庭内，椭圆囊前方。囊内有内淋巴液，与椭圆囊、蜗管相通。囊前壁有一处黏膜增厚，形成斑状隆起，称为球囊斑。

③ 膜半规管：附着于骨半规管的外侧壁，借 5 孔与椭圆囊相通，约占骨半规管腔隙的 1/4。膜壶腹周围有分泌或吸收内淋巴液功能的各种特殊结构的细胞。

椭圆囊、球囊和膜半规管具有特化的位觉感受装置。当身体位置改变或者各种方向运动速度改变时，可引起膜内的内淋巴震动，刺激位觉感受装置，产生神经冲动，经前庭神经传入中枢，再经过反射以维持身体平衡。

④ 耳蜗管：是由球形囊基础部分化的，其断面大致呈三角形，里面充满内淋巴，在接近前庭部分，通过纤细的结合管与球形囊相通。

三、嗅觉器官

嗅觉器官是人和动物通过气味感知外界事物的感受器官。

(一)嗅觉的产生

嗅觉感受器为嗅觉受体，是感受被嗅物的化学刺激再将之转换成嗅神经冲动信息的细胞。人类的嗅觉感受器存在于鼻腔的最上端、淡黄色的嗅上皮内。气味分子进入嗅觉器官，黏附于嗅觉感受器(嗅觉受体)上，进而将产生的嗅觉冲动传递到嗅球，最终传入大脑皮层的嗅觉中枢，产生嗅觉。嗅觉不仅让人的感受更加细致入微，而且对很多动物感知周围环境、能更好地生存也起着重要作用。嗅觉是人和动物重要的感觉。

嗅觉的形成是一个累积的过程，通过千万个嗅细胞的聚合和累积作用将嗅觉冲动传到嗅神经，最终传至大脑，形成嗅觉。嗅觉形成过程如图 9-11 和图 9-12 所示。

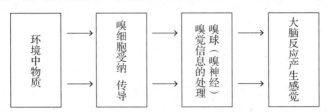

图 9-11　人体嗅觉通路及反应

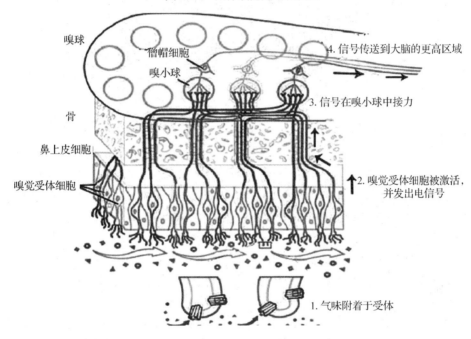

图 9-12　人体嗅觉原理

(二)鼻的结构及其功能

鼻是嗅觉器官，是呼吸通道的起始部分，由外鼻、鼻腔及鼻旁窦三部分组成。鼻除了有作为嗅觉器官的辨别物体气味的作用外，还有呼吸功能、空气过滤功能、加热加湿空气功能等。

1. 外鼻

外鼻形如三边锥体，以骨和软骨为支架，外被皮肤和少量皮下组织，突出于颜面中央。外鼻的上端狭窄，与额部相连，为鼻根；下端隆起，突向前方，为鼻尖。鼻尖两侧向外方膨隆的部分叫鼻翼；中央的隆起部叫鼻梁，鼻梁两侧为鼻背。其中鼻尖和鼻翼处的皮肤较厚，富含皮脂腺和汗腺。

2. 鼻腔

鼻腔由骨和软骨及其表面被覆的黏膜和皮肤构成，位于颅底与口腔之间，周围与鼻窦相连，中间由鼻中隔将鼻腔分成左、右两侧，每侧鼻腔以鼻阈为界分为鼻前庭和固有鼻腔，前经鼻前庭通前鼻孔，后经鼻后孔接鼻咽腔。鼻腔由鼻前庭、黏膜、血管、淋巴、神经等组织构成。鼻腔结构如图9-13所示。

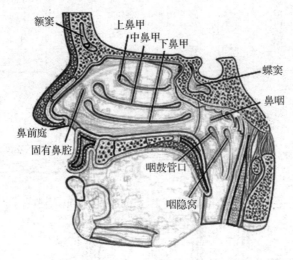

图9-13 鼻腔结构

(1) 鼻前庭是由鼻翼所围成的扩大的空间。鼻前庭内面衬以皮肤，有丰富的鼻毛，具有过滤空气的作用；且鼻前庭富有皮脂腺和汗腺，是疖肿好发部位之一。鼻前庭的前部有一向外膨隆出的隐窝，称为鼻前庭隐窝，常为疖肿、痤疮好发之处。

(2) 固有鼻腔位于鼻前庭的后部，由骨性鼻腔内衬黏膜构成。其侧壁由上、中、下3个鼻甲分隔出上、中、下3个鼻道，3个鼻道分别有鼻泪管和各鼻旁窦的开口。固有鼻腔可分为嗅部和呼吸部。

(3) 鼻黏膜附于鼻腔顶部、鼻前庭部及鼻腔呼吸部，正常的鼻黏膜为淡红色。鼻腔中的鼻黏膜含有一种专司嗅觉的嗅细胞及嗅腺，能刺激嗅细胞表面上的嗅毛产生嗅觉；鼻前庭中的鼻黏膜有丰富的鼻毛以阻止空气中较大颗粒的进入；鼻腔呼吸部黏膜有发达的上皮纤毛，可向咽部摆动，将粘有尘粒、细菌的黏液排向咽部，排出体外，并有丰富的血管与腺体，对吸入的空气有加温和湿润作用。

3. 鼻旁窦

鼻旁窦又称副鼻窦或鼻窦，为鼻腔周围颅骨(额骨、蝶骨、上颌骨、筛骨)内的含气空腔的总称，其内表面覆以黏膜，借小孔通鼻腔。鼻窦有额窦、上颌窦、蝶窦和筛窦，这些均为鼻窦的开口，对称分布，与鼻腔相通。鼻旁窦主要对发音起共鸣作用，并具有丰富的血管，可协助调节吸入空气的温度和湿度。鼻窦结构如图9-14所示。

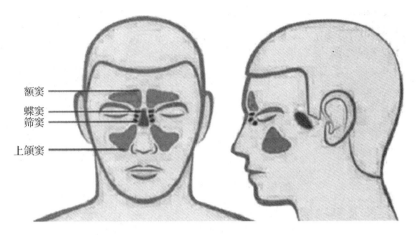

图 9-14　鼻窦结构

四、味觉器官

味觉器官(gustatory organ)是人和动物感知味道(如酸、甜、苦、咸、鲜)的器官。味觉是人体重要的生理感觉之一，在很大程度上决定着人们对饮食的选择，使其能根据自身需要及时地补充有利于生存的营养物质。味觉在摄食调控、机体营养及代谢调节中均有重要作用。

(一)味觉的产生

人体的味觉感受器是味蕾，主要分布在舌表面和舌缘，口腔和咽部黏膜的表面也有散在分布。味觉是由味蕾上味觉细胞与口腔内的物质发生不同的化学反应，产生神经冲动，再经各级神经传导，最后到达大脑皮层味觉中枢而形成的。图 9-15 所示为味蕾结构，图 9-16 所示为味觉敏感区的分布情况。

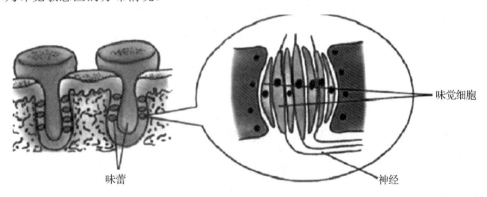

图 9-15　味蕾结构

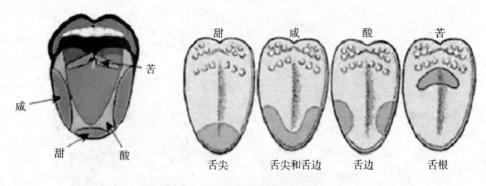

图 9-16　味觉敏感区的分布情况

(二)舌的结构及其功能

舌是味觉器官，也是人类进食和言语的重要器官。舌由表面的黏膜和深部的舌肌组成，舌位于口腔底部，黏膜上面布满黏液，舌肌由纵行、横行及垂直走行的骨骼肌纤维束交织构成，能做灵活运动，有助于咀嚼、吞咽、发音。黏膜由复层扁平上皮与固有层组成。

舌可分舌根、舌体和舌尖三部。舌根表面黏膜有许多小结节状隆起，称为舌扁桃体。舌体表面黏膜有许多粗细不等的突起，称舌乳头。舌的结构如图 9-17 所示。

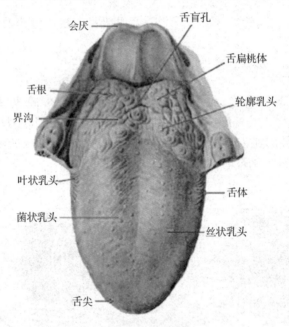

图 9-17　舌的结构

1. 舌乳头

舌乳头是指舌头背面黏膜向外突起的部分。舌乳头按形状可分为丝状乳头、菌状乳头、叶状乳头和轮廓乳头。舌乳头主要由结缔组织、复层扁平上皮组成，能够分泌黏液，保护口腔黏膜。舌乳头上含有味蕾，能够接受外界刺激。

(1) 丝状乳头数量最多，呈白色细长圆锥形，上皮浅层细胞角化，均匀分布于舌尖和舌背。

(2) 菌状乳头数量少，呈蘑菇状，色鲜红，浅层上皮轻度角化，多位于舌尖与舌缘部，散在于丝状乳头之间。

(3) 叶状乳头已趋于退化，形如叶片整齐排列，位于舌根两侧。

(4) 轮廓乳头数量少，形体较大，上皮不角化，乳头周围有味觉沟环绕，在沟内一侧的上皮中有味蕾分布。

2. 舌苔

正常人的舌背上有一层薄白而润的苔状物，叫舌苔。其是由脱落的角化上皮、唾液、细菌、食物碎屑及渗出的白血细胞等组成。正常人的舌苔，一般是薄而均匀地平铺在舌面，在舌面中部、根部稍厚。若经常用力刮舌苔，会刺激味蕾，损伤舌乳头，造成舌背部麻木，味觉减退，食欲下降，进而影响身体健康。

3. 舌盲孔

舌盲孔是位于舌体和舌根分界线中心处的小孔，终于盲端，是胚胎时期甲状舌管的遗迹。

五、触觉器官

触觉器官(tactile organ)是人和动物感知、接触外界环境的感受器官。触觉作为人的一种重要感觉，通过触觉可认识客观事物，特别是人手的触摸觉，不但是认识器官，而且是劳动器官，在人的生活中起着重要作用。

(一)触觉的产生

人体的触觉感受器是触觉小体，主要分布在皮肤中。当触觉小体感知到外界刺激时就会产生微小的电流信号，电流信号就会随神经纤维到达大脑的触觉皮质感受区，经过这一高级神经中枢的分析综合，最终产生触觉。

(二)皮肤的结构及其功能

皮肤是人体最大的器官，约占体重的 16%，覆盖全身表面，直接同外界环境接触，具有保护、排泄、调节体温和感受外界刺激等作用。皮肤除了能感知触觉外，还能感知痛觉和冷热觉。皮肤由表皮、真皮及皮下组织构成，还有毛发、汗腺、皮脂腺、指(趾)甲等许多附属物。皮肤结构如图 9-18 所示。

1. 表皮

表皮位于皮肤最外层，包括角质形成细胞、黑素细胞、朗格汉斯细胞及梅克尔细胞，具有屏障、吸收、免疫的生理功能。图 9-19 所示为表皮结构。

(1) 角质形成细胞是表皮的主要构成细胞，数量占表皮细胞的 80% 以上，由外向内可分为角质层、透明层、颗粒层、棘层和基底层。

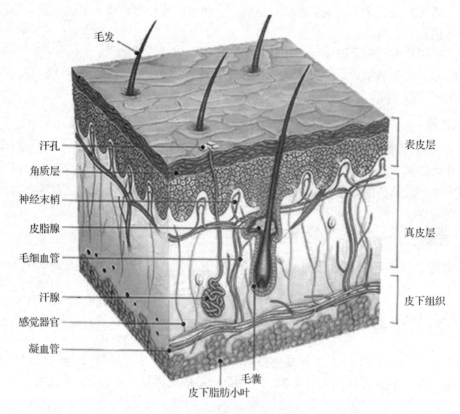

图 9-18　皮肤结构

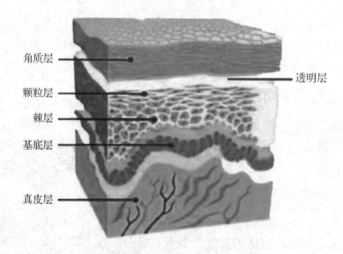

图 9-19　表皮结构

①　角质层：位于皮肤最外层。角质细胞上下重叠排列，紧密结合成板层状结构，非常坚韧，是人体重要的保护屏障。

②　透明层：仅见于掌跖的表皮中，由数层较扁平的细胞构成。

③　颗粒层：位于棘层上方，一般为2～4层扁平状细胞。

④　棘层：细胞形如棘状，细胞之间有许多胞质突起。

⑤ 基底层：又称生发层，位于表皮最底层，本层细胞具有很强的增殖能力，增生的细胞逐渐向表层推移，形成表皮的各层细胞。

(2) 黑素细胞位于基底层，能产生黑色素，黑色素含量的多少，决定皮肤颜色的深浅。黑素细胞对紫外线起到防护作用。

(3) 朗格汉斯细胞多位于表皮棘层，呈树枝状，具有吞噬功能，可识别、处理及呈递抗原，参与免疫反应及同种异体移植的排斥反应，是一种具有重要功能的免疫细胞。

(4) 梅克尔细胞位于基底细胞间，含有神经内分泌颗粒，被认为是一种皮肤神经内分泌细胞，是一种触觉感受器。

2. 真皮

真皮位于表皮之下，比表皮厚，由致密的结缔组织构成，内含丰富的胶原纤维，并有血管、淋巴管、神经、腺体、皮脂腺、汗腺、毛囊等，使皮肤具有良好的柔韧性和弹性，也是营养物质代谢交换场所。

3. 皮下组织

皮下组织是皮肤以下的疏松结缔组织和脂肪组织，连接皮肤与肌肉，使皮肤有一定的可动性。皮下组织的厚度因个体、年龄、性别、部位、营养、疾病等而有较大的差别。皮下组织具有连接、缓冲机械压力，储存能量等作用。

4. 附属结构

(1) 毛发，除了手掌、脚底、口唇以外，人体大部分都覆盖毛发，毛发起着保护身体的作用。

(2) 汗腺，位于真皮底部，可分泌汗液，这是身体散热的主要渠道，对调节体温起重要作用。

(3) 皮脂腺，除手外的其余部位皮肤中均有皮脂腺，皮脂腺的分泌因人种、年龄、性别及气候等因素而不同。皮脂腺分泌皮脂，主要有滋润皮肤和毛发，防止皮肤干燥的作用。

(4) 指(趾)甲，位于手指、足趾远端的背侧面，是表皮角质层细胞增厚而形成的板状结构。指(趾)甲对指(趾)尖端的局部有保护作用。正常的指甲外观光泽红润，坚韧呈弧形，压其末端，甲板呈白色，放开后立刻恢复红润色，表明气血充足，气血运行通畅，是判断身体是否健康的指标。

第三节　学前儿童感觉器官的生理特点

一、视觉器官的生理特点

(一)眼球结构的发育特点

学前儿童眼球的前后径距离(角膜顶点到黄斑中心的距离)较短，使物体往往成像于视网膜后面，呈生理性远视。随着眼球的发育，眼球的前后径逐渐增长，5 岁左右接近正常视力。新生儿眼球前后径距离为 16～18mm，处于高度远视状态；3 岁时达 23mm，一般为 300 度远视；至 5 岁左右趋近于 24mm，视力可达正常范围。

(二)眼球屈光系统的发育特点

1. 角膜

学前儿童角膜曲率半径无明显变化，但儿童的眼轴与角膜曲率的变化，将会造成其轴率比出现改变；儿童5～7岁是其眼轴增长最快的时期，眼轴能够作为眼球生长发育及近视出现发展的重要参数。检测儿童的眼轴长度与角膜曲率，能够准确了解儿童的眼球生长发育情况。正常成人的眼轴长度为22～24mm。4～7儿童眼轴长度及角膜曲率变化如表9-1所示。

表9-1　4～7岁儿童眼轴长度及角膜曲率变化

年龄组	最初测量时眼轴长度(mm)	2年后眼轴长度(mm)	垂直角膜曲率	水平角膜曲率
4 岁	22.05±0.67	22.36±0.68	43.61±1.64	42.48±1.58
5 岁	22.03±0.76	22.31±0.74	44.13±1.33	42.91±1.32
6 岁	22.14±0.69	22.38±0.69	44.17±1.34	43.22±1.44
7 岁	22.47±0.61	22.75±0.61	43.12±1.60	42.51±1.36

2. 晶状体

学前儿童晶状体弹性好，调节范围广，即使观察近在眼前的物体也能因晶状体的凸度加大，使物体在视网膜上成像。所以，儿童即使将书放到距眼睛5cm的位置观察，用眼也不会觉得累，但若不加以调整，形成习惯，则会造成睫状肌疲劳，晶状体凸度增大而形成调节性近视眼。

3. 玻璃体

学前儿童玻璃体透明度大，视力比较敏锐，为幼儿辨色能力的发展提供可能。

二、听觉器官的生理特点

(一)外耳结构发育特点

学前儿童外耳道较窄，外耳道壁还未完全骨化和愈合，直至6岁颞骨及其乳突才获得成年人的外形，外耳道似成年人的小型。儿童外耳道深度大约为2cm，成人外耳道深度为2.5～3.5cm。并且学前儿童耳郭皮下组织少，感觉神经末梢丰富，皮肤与软骨膜相贴甚紧，容易引起外耳道炎性肿胀，剧痛。因此，儿童洗头、游泳时应避免污水进入外耳道。

成人鼓膜为椭圆形，儿童鼓膜呈圆形，同为半透明薄膜，但比成人较厚。学前儿童和成人的鼓膜与外耳道底成45～50°，新生儿至5个月婴儿的鼓膜倾斜角尤为显著，与外耳道底约成35°。

(二)中耳结构发育特点

学前儿童咽鼓管较成人粗、短、直，呈水平位，而成人咽鼓管呈斜向上位。因此，咽、喉和鼻腔感染时，病毒易侵入中耳，引发中耳炎。学前儿童的鼓室、听小骨等的形态、大小与成人无异。

(三)内耳结构发育特点

一般认为，新生儿出生时内耳已发育良好，膜迷路和神经在新生儿期已形成其最后形态。但值得注意的是，学前儿童耳蜗的感受性强，听觉比成人敏锐，因此，对其进行听觉训练能促进幼儿听觉的分化，学会辨别复杂和细微的声音。另外，儿童中枢神经发育不完善，容易出现听觉疲劳，避免儿童长期处于噪声环境下，也是对儿童听力的保护。

三、嗅觉器官的生理特点

学前儿童鼻根扁而宽，除此之外，鼻外形与成人无太大差异；鼻子较脆弱，主要表现为鼻腔相对较短、狭窄，鼻毛较少且摆动能力差，鼻黏膜柔嫩且血管丰富，在感染后容易引起鼻黏膜充血、肿胀、流涕，造成鼻腔堵塞，呼吸不畅，甚至鼻炎。儿童鼻窦黏膜与鼻腔黏膜相连，鼻窦口相对较大，患急性鼻炎时可累及鼻窦。

学前儿童对各种气味的辨别能力较差，对儿童进行气味辨别的训练会提高儿童的嗅觉灵敏度。

四、味觉器官的生理特点

学前儿童的舌宽而短，舌下系带发育不完善，舌不灵活，搅拌食物和帮助咀嚼、吞咽能力差，辅助发音的功能也不好。所以，儿童吃饭慢，发音也不清楚。

新生儿的味觉十分敏感，能区分酸、甜、苦、咸四种味道；学前儿童味蕾的感受性极强，味觉在儿童期最发达，以后逐渐衰退。

五、触觉器官的生理特点

(一)皮肤的保护功能差

学前儿童皮肤薄嫩，角质层发育较差，表皮易脱落，容易感染和损伤；真皮结缔组织和弹性纤维发育差，皮下脂肪较少，皮肤的保护机能差。

(二)皮肤调节体温的功能差

学前儿童皮肤中毛细血管丰富，血管腔较大，流经皮肤的血量相对比成人多，年龄越小，皮肤的表面积相对比成人大，皮肤的散热量也较成人多；但学前儿童汗腺发育不完善，神经系统对体温的调节作用还不稳定，因此学前儿童不能较好地适应外界气温的变化，在气温变化较大时容易发生感冒。

(三)皮肤的渗透性、吸收性强

学前儿童皮肤角质层薄，因此皮肤的通透性强，吸收力和渗透力高。应避免给儿童使用有刺激性的护肤品，注意在皮肤上涂抹的药用剂量和浓度等。

第四节　学前儿童常见的感官问题及卫生保健

一、常见的眼部问题

(一)视力问题

新生儿出生后即表现有视力，但视力的发育过程十分漫长。婴儿期视觉系统发育尚未成熟，视力发展不完善，至5岁左右幼儿视力趋于正常水平(1.0)，视力低于1.0称为视力低常，儿童视力低常主要表现为屈光不正、斜视和弱视。

1. 屈光不正

屈光不正是指平行光线经过眼的屈光系统后无法在视网膜上聚焦，从而导致视线模糊，看不清物体。学前儿童常见的屈光不正包括远视、近视和散光。造成儿童屈光不正的原因有很多，首先，遗传因素的影响，尤其对儿童近视的影响最为明显；其次，儿童不良的用眼习惯及光线问题的影响等都会造成儿童屈光不正。

2. 斜视

当两眼向前看或向其他方向转动时，视轴不平行，一眼向内、外、上或下斜，即为斜视，俗称斗鸡眼。造成学前儿童斜视的原因有先天性异常和后期发育不完善两方面影响。一方面，儿童由于眼外肌发育异常引起斜视，此类因素包括遗传因素和分娩过程中婴儿脑部出现损伤；另一方面，部分儿童眼球发育较小，看东西的时候就和远视眼很相似，想要看清东西就需要更多的睫状肌调节力，长期这样看物品就容易引起斜视。

3. 弱视

弱视是眼部检查无器质性病变而单眼或双眼最佳矫正视力低于相应年龄正常儿童(低于0.9)，是学前儿童发育过程中的常见病，发病率为2%~3%。造成儿童弱视的原因多为单眼斜视、屈光参差和屈光不正，这些均产生视觉冲动的被动性抑制。弱视是一种严重危害儿童视功能的眼病，如不及时治疗可引起弱视加重，甚至失明。

(二)常见疾病

1. 先天性青光眼

先天性青光眼是因胚胎时期发育障碍，使房角结构先天异常或残留胚胎组织，从而阻塞房水排出通道，导致眼压升高，整个眼球不断增大，是一种引起视神经损害的疾病。学前儿童患有先天性青光眼的表现可分为角膜混浊、扩张、畏光、流泪、眼睑痉挛等。

2. 夜盲症

夜盲症俗称"雀蒙眼"，是指在光线昏暗环境下或夜晚视物不清或完全看不见东西、行动困难的症状，一般是缺乏维生素A引起的。夜盲症不仅是学前儿童眼部常见病，成人也多发生。食物中含有丰富的维生素A，如新鲜果蔬、动物肝脏等，儿童不挑食，有利于预防夜盲症的发生。

3. 结膜炎

结膜炎俗称"红眼病",即结膜红肿发炎,包括细菌性、病毒性、过敏性和化学性结膜炎。学前儿童发生结膜炎的原因多为细菌进入眼睛。因此,良好护眼习惯的养成是预防结膜炎的有效方式,如不用脏手揉眼睛、常洗手、用自己的毛巾和手帕等。

二、常见的耳部问题

(一)耳部感染

耳部感染是学前儿童时期极为常见的疾病,而中耳炎是婴儿和学前儿童最常被诊断的疾病之一。

中耳炎是指累及中耳(包括咽鼓管、鼓室、鼓窦及乳突气房)全部或部分结构的炎性病变,是学前儿童发生耳痛和听力障碍的常见病因。通常中耳炎分为非化脓性和化脓性两大类。在儿童中常见的中耳炎为分泌性中耳炎和急性中耳炎,分别属于非化脓性中耳炎和化脓性中耳炎。

(1) 分泌性中耳炎主要是由咽鼓管阻塞造成的,常以听力下降为主要表现,儿童患此病不会感到疼痛,因此难以发现。

(2) 急性中耳炎是中耳黏膜的急性化脓性炎症,主要是由咽鼓管途径感染造成的,患有急性中耳炎的孩子常有发烧、耳朵痛、部分会有耳朵流脓(说明鼓膜已经穿孔)等表现。

(二)听力损失

据不完全统计,每 1000 名儿童中就有两三个患有听力损失。世界卫生组织官网显示,在全球,有 3400 万名残疾性听力损失的儿童。学前儿童的听力损失主要分为先天性和后天性两类。

(1) 先天性听力损失又称先天性耳聋,是指因母体妊娠过程、分娩过程中的异常或遗传因素造成的耳聋,多为感音神经性耳聋。造成儿童先天性耳聋的因素有遗传、药物中毒、疾病损害、产伤等。

(2) 儿童的后天性听力损失多由病毒感染引起,如感冒、风疹、麻疹等均可损伤内耳,引起轻重不同的感音神经性耳聋。

(三)耳道异物

儿童由于顽皮,出现耳道异物的情况也比较多。许多儿童生性顽皮,对事物充满好奇,喜欢将一些东西放到耳朵、鼻子或嘴巴里,如果孩子把异物放进耳朵,会堵塞外耳道,阻碍声音的传导,引起一定的听力下降。此外,昆虫飞入或爬进儿童耳道里,也会造成耳道损伤。

三、常见的鼻部问题

(一)鼻骨骨折

鼻骨骨折是指由外鼻外伤所造成的鼻出血和局部疼痛,多发于学前儿童之间。学前儿童天性活泼好动，并且缺乏一定的自我保护能力和危险判断能力，所以，他们在进行游戏活动、体育活动时容易受外力伤害，造成鼻骨骨折。

(二)鼻中隔偏曲

鼻中隔偏曲是指鼻中隔偏离中线向一侧或两侧弯曲或局部形成突起，引起鼻功能障碍或产生症状者，其主要症状是交替性或持续性鼻塞、头痛、鼻出血及流脓涕等。学前儿童发生鼻中隔偏曲的原因主要是外伤、发育异常、鼻腔内肿瘤异物压迫和遗传等因素。

(三)鼻炎

鼻炎是鼻黏膜或黏膜下组织因为病毒感染、细菌感染、刺激物刺激以及某些全身性疾病等，导致鼻黏膜或黏膜下组织受损，所引起的急性或慢性炎症。典型的症状通常表现为鼻塞、流鼻涕、打喷嚏、头痛、头晕等。学前儿童鼻炎的季节性比较明显，大多数发生于秋冬季节。冬季气候寒冷、空气干燥，儿童正处于生长发育期，免疫系统还不完善，抵抗能力相对较低，因此极易患上鼻炎。不仅受气候环境的影响，遗传因素、药物滥用等也会引起学前儿童患上鼻炎。

四、常见的舌部问题

(一)地图舌

地图舌常见于学前儿童，体弱幼儿尤其多发，是一种发生在舌黏膜浅层的慢性边缘剥脱性舌炎。病损容易集中在患儿的舌背部位，也可发生在舌缘及舌腹、舌尖等部位，形状犹如圆形或是椭圆形，病发的位置可不断地改变。学前儿童的发病率约为 15%，这种病可能与消化不良、营养缺乏和体质差等因素有关。因此，注意幼儿口腔卫生、避免营养不良等是很有必要的。

(二)其他方面

舌不仅是重要的味觉感受器，也是身体健康的"晴雨表"，舌体的各个区域都与身体内脏相对应，当内脏出现异常时可从舌头的情况去判断。

1. 舌苔

正常儿童的舌苔薄白而滋润。当舌苔外观出现异常，可由此判断幼儿的身体状况。如：当孩子有消化不良引起的胃病、积食，咳嗽多痰时，舌苔就会变得厚腻；当发现孩子舌面上有白点，连嘴唇上也有时，肚里可能有虫；当孩子因腹泻而脱水或高烧不退时，就会出现干燥的舌苔。

2. 舌形态

正常儿童的舌体活动灵活。当舌体出现强硬，活动受限时，表明有痰浊阻滞，此多见于脑炎后遗症；若舌常外伸，久不回缩，则可能是由甲状腺功能低下引起的呆小症。

五、常见的皮肤问题

(一)痱子、痱毒

痱子是夏季或炎热环境下常见的表浅性、炎症性皮肤病。因气温高、湿度大，出汗过多，不易蒸发，导致汗液滞留，汗腺堵塞所造成。痱子形似一个个小的红色或粉红色的疹子，通常遍布孩子的头部、肩部和颈部，是学前儿童常见的皮肤病之一。痱毒通常是因抓搔挠痱子后发生感染而形成的。长痱毒，可贴敷拔毒膏，促使脓包软化。

(二)水痘

水痘是由水痘-带状疱疹病毒初次感染引起的急性传染病，主要发生在胸、腹、背部，是婴幼儿和学龄前儿童中常见的传染病，主要是呼吸道飞沫或直接接触传染。皮肤症状主要是遍及全身的痒感的疹子、红色的斑点或水疱。此病还可能引起严重的并发症，如肺炎、脑损害，甚至死亡。注射水痘病毒疫苗是预防此病的有效方法。

(三)脓包疮

脓包疮俗称"黄水疮"，是由金黄葡萄球菌或溶血性链球菌引起的一种急性化脓性皮肤病，多发生在气温高、湿度大的夏秋季节，易在学前儿童中流行。脓包疮多发生在皮肤暴露的部位，如面部、颈部、双手等，起初为红色斑点，渐成水疱、脓疮，数日后脓包破裂，流出黄色脓液，形成黄色结痂。脓包疮可通过亲密接触或共用物品传播。因此，保持儿童皮肤清洁、勤换衣物、避免接触感染者可有效预防脓包疮。

六、卫生保健方法

(一)眼部的卫生保健

1. 教育学前儿童养成良好的用眼习惯

不要在阳光直射或过暗处看书、画画；不躺着看书；不在走路或乘车时看书；集中用眼一段时间后，应远望或去户外活动，以消除视觉疲劳；看电视要有节制，小班每次不超过半小时，中、大班不超过 1 小时；学前儿童的座位要隔一段时间进行调换，以防眼斜视。

2. 为学前儿童提供良好的采光环境、适宜的读物和教具

学前儿童活动室的光线要适中，当学前儿童画画、写字、阅读时，光线应来自左上方，以免造成暗影；学前儿童读物，字体宜大，字迹、图案应清晰；教具大小适中，颜色鲜艳，画面清楚。

3. 注意眼的安全和卫生

教育学前儿童不玩有可能伤害眼睛的危险物品，如竹签、弹弓、小刀、剪子等；不放鞭炮，不撒沙子；教育儿童不要用手揉眼，自己的手帕、毛巾等要专用，并且保持清洁，保教人员要定期将这些物品消毒；教育儿童最好用流动的水洗手、洗脸，以防眼病。

4. 定期检查学前儿童的视力

要定期检查学前儿童的视力，以便及时发现问题，及时矫治。幼儿期是视觉发育的关键时期和可塑阶段，也是预防和治疗视觉异常的最佳时期。

5. 培养和发展学前儿童的辨色力

颜色鲜艳的玩具、教具，可以使学前儿童色觉得到发展。因此，应组织学前儿童进行辨认颜色的活动，使学前儿童会区别近似的颜色并说出它们的名称。

6. 供给足够的营养

学前儿童的饮食中要注意供给充足的维生素 A、胡萝卜素、钙等营养素。

(二)耳部的卫生保健

1. 禁止用锐利的工具给学前儿童挖耳

挖耳可能引起外耳道感染，容易划破鼓膜。这样，不仅剧痛，还可能造成听觉障碍，会引起脑部的炎症。另外，在正常情况下，耵聍会随着运动、侧身睡、打喷嚏等掉出来。若发生耵聍栓塞，可请医师取出。

2. 做好中耳炎的预防工作

首先，教会学前儿童用正确的方法擤鼻涕。感冒时，擤鼻涕不要用力，否则会将鼻咽部的分泌物挤入中耳，导致感染。其次，洗头、洗澡、游泳时要防止污水进入外耳道，以免引起外耳道炎症。

3. 避免噪声的影响

噪声是指使人感到吵闹或人们不需要的声音，它是一种环境污染，会影响学前儿童听力的发展。

要避免学前儿童受噪声的影响，平时成人与学前儿童讲话音量要适中，不要大喊大叫，家电的声音勿开得太响。另外，教育学前儿童听到过大的声音要张嘴、捂耳，预防强音震破鼓膜，影响听力。

4. 避免药物的影响

一些耳毒性抗生素，如链霉素、卡那霉素、庆大霉素等会损害耳蜗，可致感音性耳聋。

5. 发展学前儿童听觉

尽管学前儿童的听觉较敏锐，但由于其知识经验的贫乏，不能较好地分辨声音。因此，经常组织学前儿童欣赏音乐、唱歌等活动，可以培养学前儿童的节奏感，丰富其想象力；引导学前儿童留心听一些大自然的声音，如风声、雨声、鸟叫、汽车声等，可以促进学前儿童听觉的分化，从而学会辨别各种细微和复杂的声音。

(三)皮肤的卫生保健

1. 培养学前儿童良好的卫生习惯

每天都应用碱性小的肥皂洗学前儿童身体的裸露部分，如脸、手、耳、颈等，并定期更换内衣；头发也要保持清洁；勤剪指甲，因为指甲过长会影响触觉，指甲缝里也容易藏纳污泥和细菌，容易污染食物而患消化道疾病。

2. 注意衣着卫生

对不同年龄的学前儿童和不同季节的衣着应有不同的要求。学前儿童年龄越小，体温调节能力越差。天气寒冷时应多穿衣服，注意防寒保暖；天气闷热时注意防暑降温；夏季衣服要选择浅色棉布、易于通风透气的，尽量不用化纤织品，以免发生皮肤过敏或皮肤病。

学前儿童的衣服应宽大舒适，式样简单大方，裤子应是背带裤，裤口不用拉链，帽子应与气候相适应，鞋大小以合适为宜。

3. 不用刺激性的护肤品

为保护学前儿童皮肤，不要让儿童用具有刺激性的护肤品和香皂，不要给儿童涂口红、涂指甲油、烫发、戴耳环等。

4. 经常组织学前儿童进行户外活动

要经常带学前儿童到户外活动锻炼，多接受阳光的照射和气温、气流的刺激，从而增强其抵抗力，提高其耐寒和抗病能力。

学前儿童由于年龄小，缺乏知识和经验，所以应引导他们观察周围事物，充分利用他们的感官：眼、耳、鼻、舌、皮肤，让他们多看看、多听听、多问问、多摸摸、多动动，必要时还可以尝尝，让学前儿童在实践中感知周围的事物，促使感觉器官的发育和功能的完善。

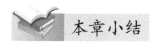 本章小结

感觉器官是实现感觉过程的生理装置，是由功能上高度分化的感受细胞与其附属结构所组成的器官。人体的感觉器官主要是眼、耳、鼻、舌和皮肤。本章主要讲述了感觉的产生机制、各类感觉器官的基本结构及功能、学前儿童感觉器官的生理发育特点及相应的卫生保健措施。

眼为视觉器官，主要由眼球及其附属结构组成，是产生视觉的通道。通过视觉，人类可以感知外界物体的大小、明暗、颜色、动静，获得对机体生存具有重要意义的各种信息。

耳为听觉器官，由外耳、中耳和内耳构成，是听觉产生的通道。通过听觉，人类能够通过声音对自然界中发声物体进行感知与辨别，是认识客观世界重要的途径。

鼻为嗅觉器官，由外鼻、鼻腔及鼻旁窦组成，内含嗅细胞，是嗅觉产生的通道。通过嗅觉，人类可以辨别不同物体产生的气味，丰富对外界的感知。

舌为主要的味觉器官，具有味觉感受器——味蕾，帮助味觉的产生。通过味觉，人类可以感知味道，可以在很大程度上决定人类对饮食的选择，使其能根据自身需要及时地补充有利于生存的营养物质。

皮肤是主要的触觉器官，也是人体最大的器官。通过触觉，人类可以触摸外界事物，在生活中起着重要作用。

感觉器官是学前儿童完成感知探索活动的重要工具，可以帮助幼儿认识世界、了解周围环境。但幼儿的感觉器官发育不完善，敏感且脆弱，易产生疾病。因此，要着重了解幼儿感觉器官的发育特点及相应的卫生保健，创设安全、适宜幼儿成长的生活环境，防止感觉器官发生缺陷和产生危险，确保幼儿拥有健康的感觉器官。

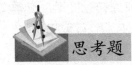 思考题

1. 试述感觉产生的原理。
2. 眼球的基本构造是什么？
3. 学前儿童眼球主要的生理特点有哪些？如何保护学前儿童的眼睛？
4. 皮肤的结构和主要功能有哪些？
5. 学前儿童皮肤主要的生理特点有哪些？如何保护学前儿童的皮肤？
6. 学前儿童常见的感官疾病有哪些，如何进行保护？

第十章　生　殖　系　统

生殖系统.mp4

本章学习目标

➤ 熟悉男性和女性生殖系统的结构。
➤ 了解睾丸和卵巢的功能。
➤ 了解男童和女童生殖系统的特点。
➤ 了解学前儿童生殖系统的常见疾病。
➤ 掌握学前儿童生殖系统的保健方法。

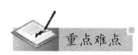

重点难点

➤ 男性和女性生殖系统的结构。
➤ 学前儿童生殖系统的特点。
➤ 睾丸和卵巢的功能。
➤ 学前儿童生殖系统的保健方法。

第一节　人体生殖系统的结构

一、生殖系统的发育

人体的生殖腺是由生殖嵴发展而成的(生殖嵴是指当胚胎发育到第 5 周时，尿生殖嵴内侧的生殖上皮增生变厚，突入腹腔形成的纵嵴)。生殖腺在最原始阶段并无性别区别，当胚胎发育到第 7～8 周时开始出现性别特征：如果是男性则分化成睾丸及其系膜，如果是女性则分化为卵巢及其系膜。

人体的生殖管道也是经过不断地发生和演变。胚胎在早期会发育很多种肾管和苗勒氏管，在成长过程中，这两对管道会逐渐分化为男性或女性的生殖管道。

而男性和女性的外生殖器是由尿道襞开始分化而成的。当胚胎发育到第 6 周时，在尿生殖窦膜的前端发生一个突起叫作生殖结节。男性的生殖结节会在成长过程中转化成阴茎，而女性则转化成阴蒂。在生殖结节的两侧各发生一个膨大，叫生殖隆突。女性的左、右隆突会在发育过程中变成大阴唇。在这个生殖隆突的尾侧正中线上会产生一条浅沟，叫作尿道沟。而尿道襞则是尿道沟两侧隆起的部分，女性的尿道襞不融合变成小阴唇。

二、生殖系统的结构

(一)男性

男性的生殖系统分为内生殖器和外生殖器两部分，如图 10-1 所示。内生殖器包括睾丸、附睾、输精管、射精管和附属腺(精囊腺和前列腺)，其中精囊腺分泌黄色黏稠液体，排泄管与输精管汇合成射精管；前列腺分泌乳白色的浆液，与精囊腺分泌物共同组成精液。外生殖器包括阴茎、阴囊。阴茎可分根、体、头三部分，阴茎头与阴茎体之间有环形冠状沟。阴囊是会阴部下垂的皮肤囊袋，容纳睾丸和附睾。在男性的生殖系统中，睾丸是最重要的生殖腺。

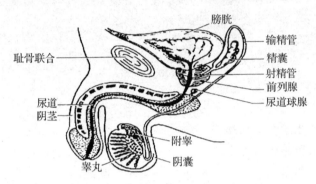

图 10-1　男性生殖系统[1]

(二)女性

女性的生殖系统同样分为内生殖器和外生殖器两部分，如图 10-2 所示。内生殖器包括卵巢、输卵管、子宫和阴道。其中，卵巢是女性最重要的生殖腺。子宫是胚胎发育的场所，前后略扁，可分底、体、峡和颈四部分。阴道是前后扁的肌性管道，伸展性大，是月经和胎儿分娩的通道。在处女的阴道口有半月状或环状的黏膜皱襞，称为处女膜。女性的外生殖器包括阴阜、大阴唇、小阴唇、阴蒂、阴道前庭、前庭球以及前庭大腺。

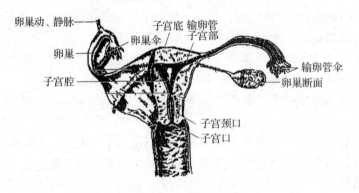

图 10-2　女性生殖系统[2]

---

[1] 代晓明，等. 学前儿童卫生学[M]. 上海：复旦大学出版社，2016.
[2] 代晓明，等. 学前儿童卫生学[M]. 上海：复旦大学出版社，2016.

三、生殖系统的功能

(一)男性

1. 睾丸的生精功能

睾丸由曲细精管和间质构成，主要的功能是产生精子，同时合成并分泌大量雄性激素，以维持男性特征。曲细精管是产生精子的地方，在曲细精管之间的结缔组织中，有成群的睾丸间质细胞，是分泌雄性激素的组织。雄性激素不仅可以促进性腺及其附属器官的发育，促进喉结、低音、胡须、肌肉等第二性征的出现，还有促进体内蛋白合成和保留无机盐的功能。

一个外形成熟精子的发育过程包括三个连续的阶段：在减数分裂前阶段，精原细胞通过多次有丝分裂形成多个初级精母细胞；在减数分裂阶段，初级精母细胞经过两次减数分裂分别形成次级精母细胞及圆形精细胞，染色体数减半；在减数分裂完成阶段，圆形精细胞经过一系列程序化形态变化成精子，最后释放进入曲细精管管腔。

当然，睾丸产生的精子还不具备运动和受精的能力，必须借助于管周类肌细胞的收缩和管腔液的流动到达附睾，在附睾达到功能的成熟，获得运动和受精能力。

值得注意的是，生精细胞对一些有害因素很敏感，影响精子生成的因素有很多，包括局部炎症、酒精、高热、长期高温环境、化学药物、重金属元素、吸烟、电离辐射以及营养不良、缺乏维生素等。

2. 睾丸的内分泌功能

睾丸的内分泌功能主要指的是睾丸分泌激素的作用。其中睾丸间质细胞可以分泌雄性激素，主要有睾酮、双氢睾酮、脱氢异雄酮和雄烯二酮。支持细胞具有分泌抑制素的作用。

1) 睾酮的合成与代谢

睾丸间质细胞分泌的雄激素主要为睾酮。在间质细胞的线粒体内，胆固醇经羟化、侧链裂解形成孕烯醇酮，再经 17-羟化酶并脱去侧链，形成雄烯二酮，并进一步转变为睾酮。如图 10-3 所示。

睾酮在血浆中存在的方式有两种，一种为游离的形式，具有生物学作用，仅为睾酮总量的 2%左右；另一种以化学结合形式存在，可作为血浆中的储备库，主要与血浆中的雄性激素结合蛋白结合，约占酮总量的 65%。另外约 33%的睾酮则与血浆白蛋白或其他的血浆蛋白结合[①]。

正常成年男性的睾丸每日分泌 4～9mg 睾酮，血浆睾酮浓度为 10～45nmol/L，50 岁以后随年龄增长，血中睾酮含量逐渐降低。

2) 睾酮的生理作用

(1) 促进男性附性器官的发育，刺激第二性征的出现：睾酮可刺激阴茎、阴囊、前列腺、尿道等的生长发育并维持成熟状态，同时可以促进男性第二性征的出现和维持正常的性欲，主要表现为长胡须、喉结突出、嗓音低沉、骨骼粗壮、肌肉发达、出现阴毛等。

---

① 常波. 运动与下丘脑-垂体-性腺轴(之一：下丘脑-垂体-性腺轴的调控)[J]. 沈阳体育学院学报，2005(05):13-17.

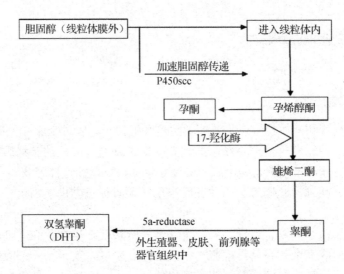

图 10-3 睾酮的合成与代谢过程

（2）维持生精作用：睾酮可与卵泡刺激素一起促进睾丸曲细精管的发育和精子发生、成熟，两者具有协同作用。在精子发生过程中，卵泡刺激素具有启动生精作用，而睾酮具有维持生精作用。间质细胞分泌的睾酮，可透过基膜进入曲细精管，形成较高浓度的雄性激素，有助于生精细胞的分化和精子的生成。

（3）对代谢的影响：睾酮可促进蛋白质的合成，特别是肌肉及生殖器官的蛋白质合成；参与水、电解质代谢的调节，有利于水和钠等电解质在体内的适当保留；促进钙、磷沉积与骨骼生长，增强骨骼和肌肉的力量；还可直接或间接刺激骨髓，促进红细胞的生成，使体内红细胞增多。男性在青春期，由于酮与生长素协同作用，身体显著生长。

（4）影响胚胎分化：雄性激素可诱导含 Y 染色体的胚胎向男性分化，促进内生殖器的发育。如果胚胎时期缺乏雄性激素的刺激，原始生殖器就会向女性转化。

3. 睾丸功能的调节

睾丸的生精功能和内分泌功能主要受到下丘脑-腺垂体的调节，而睾丸所分泌的激素又可对下丘脑-腺垂体进行反馈调节，因此，下丘脑、腺垂体、睾丸在功能上密切联系，互相影响，构成下丘脑-腺垂体-睾丸轴。

1）下丘脑-腺垂体对睾丸活动的调节

下丘脑-腺垂体分泌出来的卵泡刺激素和黄体生成素，可以调节睾丸的内分泌和生精功能。其中卵泡刺激素对生精过程有启动作用，黄体生成素则具有调节作用，间接作用于间质细胞分泌出雄性激素。两者相互配合，共同调节生精过程。同时，卵泡刺激素还可以刺激支持细胞分泌出抑制素，抑制睾丸的生精作用。黄体生成素可与间质细胞膜上的受体结合，加强睾酮的合成和分泌。

2）睾丸激素对下丘脑-腺垂体的反馈调节

腺垂体分泌的黄体生成素可促进间质细胞分泌睾酮，当雄性激素和抑制素在血液中达到一定浓度后，便可通过负反馈机制作用于下丘脑和腺垂体，反馈调节促性腺激素释放激素(CnRH)和黄体生成素的分泌，进而影响睾丸分泌睾酮，最终使睾酮的分泌量维持在相对稳定的水平。值得注意的是，睾酮对促性腺激素的影响仅限于黄体生成素，对卵泡刺激素没有影响。而抑制素可使卵泡刺激素的合成和分泌下降，而对黄体生成素没有明显影响。

(二)女性

1. 卵巢的生卵功能

卵巢的生卵功能是在下丘脑-腺垂体以及卵巢自身分泌的激素作用下进行的，是成熟女性最基本的生殖功能。

卵子是女性的生殖细胞，前身是卵原细胞。卵原细胞是在卵泡中生长发育的，卵泡的发育过程要经过原始卵泡、初级卵泡、次级卵泡和成熟卵泡四个阶段。当成熟卵泡突出于卵巢表面的卵泡壁破裂，卵子随着卵泡液流出到腹膜腔，进入输卵管，这个过程叫排卵。

女人的卵巢每隔 28 天排卵一次，一般是左、右卵巢交替排卵，每次排卵一个，也有排出 2 个或 2 个以上的情况，排卵时间是月经周期前的 12～16 天。女性到了闭经期时，卵泡不再成熟，排卵和月经均停止，卵巢萎缩。

排卵后，卵巢壁收缩，剩下的卵泡细胞在垂体激素的作用下，繁殖增大，逐渐演变成黄体细胞，分泌孕激素和少量的雌性激素，在排卵 7～8 天时黄体发育达到顶峰状态。若排出的卵子没有受精，黄体在 10 天左右开始退化，丧失内分泌功能。若成功受精，黄体继续发育成为妊娠黄体，一直到妊娠第 4 个月左右开始萎缩退化成白体。

2. 卵巢的内分泌功能

卵巢能分泌雌性激素、孕激素、雄性激素、松弛素等激素，其中雌性激素是女性的基本激素。卵巢是分泌雌性激素的主要器官，卵巢的卵泡、间质腺和黄体均可产生，孕激素在卵巢内主要在促黄体生成素(LH)的作用下由黄体产生，主要为孕酮。一般来说，孕激素往往是在雌性激素作用的基础上发生作用的。而少量的雄性激素主要由卵泡内膜细胞和肾上腺皮质网状带细胞所分泌，适量的雄性激素可以刺激女性阴毛和腋毛的生长，还能增强性欲。当女性雄性激素过多时，会出现阴蒂肥大、多毛症等男性化特征。

雌性激素的主要功能如下。

(1) 对生殖器官的作用：雌性激素促使青春期女子附属生殖器官——阴道、子宫、输卵管等发育成熟。雌性激素可使阴道黏膜上皮细胞的糖原增加，利于阴道乳酸菌的生长，不利于其他细菌生长繁殖，故可增加局部抵抗力。雌性激素还可促进输卵管的蠕动，以利于受精卵向子宫内运行。但过量的雌性激素则产生相反的效应。在月经周期与妊娠期间，雌性激素能促进子宫肌增厚，子宫内膜增殖，腺体增多变长。子宫颈腺体分泌增加，以利于精子的通过。它与孕激素相配合，调节正常月经周期及维持正常妊娠。

(2) 对副性征的影响：雌性激素具有刺激并维持乳房发育、促使骨盆宽大、臀部肥厚、音调高、脂肪丰满和毛发分布等女性特征的作用。它还有维持性欲等功能。

(3) 对代谢的影响：雌性激素能促进肾小管对钠的重吸收，同时增加肾小管对抗利尿素的敏感性，因此具有保钠、保水作用。此外，雌性激素还可降低胆固醇，对动脉粥样硬化有一定缓解作用；它还能促进肌肉和蛋白质的合成，对青春期发育与成长起促进作用。

孕激素的主要功能如下。

(1) 对子宫的作用：使子宫内膜细胞体积进一步增大，糖原含量增加，分泌腺分泌含糖原的黏液进入分泌期，为受精卵的着床做好准备。孕酮还可降低子宫肌的兴奋性和对催产素的敏感性，使子宫安静，故有安胎作用。

（2）对乳腺的作用：孕激素能促使乳腺腺泡进一步发育成熟，为怀孕后分泌乳汁准备条件。

（3）产热作用：女性体温随月经周期而变动。在清晨、空腹、静卧时测量体温发现排卵后可升高 1℃ 左右，在整个黄体期一直维持此水平。由于女性在排卵前体温较低，排卵后升高，故可将这一基础体温改变作为判定排卵日期的标志之一。排卵后体温升高的原因可能与孕激素的代谢产物的作用有关。

第二节　学前儿童生殖系统的特点

一、男童

一个月左右大的新生儿的睾丸像黄豆大，呈椭圆形，已降入阴囊。在儿童的发育过程中，外形和位置无明显的变化，附睾像生殖腺一样，在 10 岁之前发育不明显，到了青春期才迅速发育，但与睾丸之间的比重则不断减少。

新生儿的精索颇大，内容的排列基本与成年人一致，在发育过程中发育增长不明显，1 岁才有微量脂肪，青春期时提睾肌发育显著。儿童的精囊腺的位置在成长过程中会随着膀胱下降而逐渐位于腹膜囊下，往往 2 岁末可出现成年人状态。

儿童的前列腺像成年人一样，开口于尿道内精阜两侧，有输精管穿过，并含有前列腺小囊。儿童时期的特征主要表现在发育、位置、局部关系和形态改变等方面。刚出生时与成人不同，两端圆形呈球状，后面因受直肠压迫而稍扁，尿道多数偏右穿过。通常要到 13 岁左右可明显看到"栗子形"。

新生儿的阴茎藏在脂肪很厚的皮下组织中，仅仅露出数毫米，且向前挺起，阴茎的组成部分与成人基本一致，但尿道海绵体发育比阴茎海绵体较大，而尿道球体积不大，龟头也较尖。在成长过程中，阴茎也像其他生殖器一样，到了青春期才获得迅速的发育，龟头与包皮之间的粘连通常到了 10 岁左右才完全分离。

儿童尿道的发育特点，特别是长度和行程，主要取决于所穿过的器官，管腔基本像成年人一样宽窄不均，尿道的黏膜比成年人少，球腺发育良好，内外括约肌均发育良好。

二、女童

新生儿的卵巢呈长圆形的薄片状，随着年龄的增长，卵巢会逐渐变得较短、宽、厚，儿童的卵巢表面光滑，左、右卵巢并不一致，一般右侧的卵巢比左侧大而重。

儿童输卵管与成年人不同之处表现在发育和位置变化上。输卵管的位置与子宫阔韧带的位置密切相关，幼儿刚出生时，由于阔韧带因子宫高位而高扬，输卵管大致呈水平位，位于骨盆入口之上。在 1～2 岁随着子宫的缩短和下降，位置与卵巢一起逐渐趋于稳定的状态。

新生儿的子宫外形为梨形，子宫肌层和子宫内膜较厚，与成人子宫相仿，宫体大于宫颈。新生儿的子宫体积在 1 个月内呈负增长，而后开始缓慢生长，到 5 岁时恢复出生时子宫大小。下端的颈部占全长的 5/7，比例较长，有 1/3 或一半的子宫位于骨盆入口平面之上，但子宫外口与成年人大多一致。子宫稍前倾，在成长过程中子宫前倾的情况逐渐增加，到青春期可达到较高水平。儿童的子宫多数偏右侧，少数偏向左侧。另外，新生儿的子宫外口呈漏斗状，颈管粗大，含有黏液栓，在成长过程中由漏斗状逐渐变为横弓形。

儿童的阴道与成年人的不同，新生儿和乳儿的阴道长约 4cm，在母体雌性激素的作用下，阴道黏膜为粉红色，有许多松弛而软的皱襞，纵褶皱发育良好，但横褶皱发育较差，通常要到 8 岁时才能见其增强，在 12 岁左右才能接近成年人状态。阴道覆盖的鳞状上皮层增厚，出现底层、中层、表层细胞，阴道为酸性，阴道入口比阴道窄，有处女膜掩闭，一般 2 岁的幼儿阴道可通过铅笔大小的器械。

新生儿的骨盆出口窄小，因此外阴部的范围也很窄小。随着年龄的增长，外阴部的范围随着骨盆的发育而扩大。脂肪发育良好的新生儿阴阜呈三角形隆起，有两片饱满的大阴唇包绕露出的阴蒂、小阴唇和突出的处女膜。随着年龄增长，大阴唇变平，外观同身体其他部位无毛皮肤，小阴唇变薄变细，皮肤光滑，两侧小阴唇在阴道口中线不能合拢。到 2 岁左右，阴蒂肿胀消失，相对较小，阴蒂包皮隐藏于外阴的微小裂隙中。阴道较前略长，增加至 5cm，阴道黏膜变薄而干，粉红色透明近萎缩状，由于较薄的黏膜下面的血管更贴近表面，其颜色比生育年龄妇女略红。

第三节　学前儿童生殖系统的保健

说起生殖系统的保健，不得不提起"生殖健康"这一概念。生殖健康是指在生命每个阶段中个体的生殖系统、生殖过程和生殖功能的状况，包括与生殖相关的身体健康和心理健康。生殖健康不仅意味着个体有生殖能力，也包括个体可以自由决定性行为的时间、频率和方式等内容。常见的生殖健康问题涵盖：生殖系统疾病、青少年早孕、避孕、孕产妇抑郁、性传播疾病防治、辅助生殖等。本节主要讲述学前儿童生殖系统的保健，因此只详细介绍该阶段儿童存在的问题以及相应的保健方法。

一、主要问题与常见疾病

(一)先天畸形

有研究表明，2006—2012 年鉴定病残儿总数为 18 245 例，其中含泌尿生殖系统畸形为 20 种、683 例，占 3.74%，主要包括睾丸下降不全、尿道下裂、男女生殖器官发育畸形、肾发育不良等。其中，睾丸下降不全(隐睾症)有 245 例，占畸形中的 35.87%，其次尿道下裂有 122 例，占病残儿总数的 0.67%；男性生殖器官发育畸形有 97 例，占病残儿总数的 0.53%，女性生殖器官发育畸形有 56 例，占病残儿总数的 0.31%，(女性发育畸形主要表现为阴道和处女膜闭锁、双子宫、双阴道等)；肾发育不良有 42 例，占病残儿总数的 0.23%，先天性肾积水占 0.20%[①]。

---

① 马明福，等.683 例病残儿泌尿生殖系统出生缺陷种类分析[J]. 中国妇幼保健，2015，30(19).

1. 尿道下裂

尿道下裂是一种常见的以尿道外口位置异常或同时伴有阴茎弯曲为特征的男性小儿泌尿系统先天畸形。尿道外口位置异常表现为尿道开口不是位于龟头的顶端,而是位于龟头的下端到会阴部的某一位置,如冠状沟、阴茎体、阴囊、会阴。尿道下裂有时会伴有其他部位的畸形,如肾和膀胱畸形。

尿道下裂是胎儿在发育过程中尿道由后向前的闭合过程受阻而停止在某一位置上造成的,一般不影响病儿的智力和寿命。尿道下裂根据尿道口的解剖学位置,一般分为轻度 (阴茎头型、冠状沟型、阴茎远侧型)、中度(后 2/3 阴茎干型) 、重度 (阴茎阴囊型、阴囊型、会阴型) 尿道下裂。男性新生儿发病率为 1/1000~8/1000,近 30 年来尿道下裂的发病率逐年上升。

2. 两性畸形

两性畸形是指病儿的性腺或内外生殖器、第二性征具有不同程度的两性特征。特点如下所述。

(1) 从外生殖器不能确定病儿是男还是女,需经过染色体检验和性腺探察后方可确定。

(2) 病儿的外生殖器处于男性与女性外生殖器过渡的某一个阶段。

(3) 有些病儿除外生殖器两性畸形外还伴有性腺畸形,也可伴有其他严重的内分泌疾病,如不治疗,早期可导致死亡。

两性畸形是胚胎的部分组织受性腺作用的影响在变成男性或女性外生殖器的过程中发生的障碍。对于两性畸形病儿,确定真实性别的年龄越早越好,一般应在 2 岁到 3 岁之间确定。确诊为两性畸形应及时实施相应的外科手术和心理等治疗。

3. 隐睾症

隐睾症是指男童出生后一侧或两侧睾丸没有降至阴囊,而是停在它正常下降过程中的某一个地方,也就是说,阴囊内没有睾丸或仅一边有睾丸。隐睾症是男性生殖系统最常见的先天畸形。B 超检查可以提示隐睾所在的位置及腹腔内有无隐睾。

隐睾症可能会导致不良的合并症(如睾丸萎缩、恶性变、易外伤、睾丸扭转等,以及心理问题),影响其今后的生育功能,所以要及时治疗。

(二)性传播疾病

近年来,随着社会经济的发展和人们性观念的开放,性传播疾病感染率呈现逐年上升的趋势,同时由于儿童与成人日常生活的密切接触,儿童性病病例也逐年增多。男童临床表现为尿频尿急、尿道口红肿、少许脓性分泌物等;女童临床表现为外阴瘙痒、阴道口红肿、阴道有黏稠分泌物等。

儿童的性病大多是由非性接触引起的,如父母有类似的病史,导致家用生活物品受到污染;儿童在公共洗浴场所不慎接触到受污染的物品;或者儿童没有养成良好的卫生习惯,穿开裆裤随处席地而坐或抚玩生殖器等不洁接触等。儿童性病的特点还表现出女童的患病率明显超过男童,这可能与女童生殖器官本身的开放性结构、生理特点和在日常生活中使用卫生用品频率高有关系。随着人们生活条件的改善,很多家庭都使用浴缸和坐便器,没有及时消毒和缺乏自我保护意识，使带有病菌的生活用品的间接接触成为儿童性病传播的主要途径。

另一传播途径则是儿童遭受到性侵害。"女童保护"发布的《2020 年性侵儿童案件统计及儿童防性侵教育调查报告》显示，2020 年全年媒体公开报道的性侵儿童(18 岁以下)案例为 332 起，受害人数达 845 人。儿童性侵的案件在逐年增多[①]。

儿童由于还没有发育成熟，稚嫩的身体非常脆弱，所以性侵害会对他们的身体器官造成损伤。女童遭受性侵后极容易造成处女膜破裂，甚至引起阴道撕裂、大出血的情况，最严重的可能会出现早孕。对于男童，通常来讲，其遭受性侵害多来自同性，生理上可能会造成肛裂、脱肛等伤害。更可怕的是，一些携带性病的犯罪人员更是会让受害儿童感染上传播型性病，这将会对儿童造成一生的伤害！因此，对儿童进行正确的性教育和安全教育，培养其养成良好的健康卫生习惯，是非常必要的。

二、影响因素

(一)先天畸形

影响生殖健康和先天畸形的因素涉及社会、经济、文化、教育、医疗和自然环境等多方面，以下列举一些主要的影响因素。

首先，有研究表明，胎儿出生缺陷与母亲胎次、年龄、多胎以及孕期服用药物等因素密切相关，如果母亲的生育年龄在 35 岁以上，胎儿畸形的风险就会增加。其次，父亲或母亲存在吸烟、喝酒等不良的生活习惯。此外，外界环境也是一个危险因素。例如，铅暴露会导致生育能力下降，父亲或母亲长时间接触重金属等有害物质、电离辐射等都会造成先天畸形。甚至与孕检的频率也有密切的关系，在怀孕期间按时孕检，产前检查的次数越多，胎儿出现畸形的可能性就越低。

(二)性侵害

《中华人民共和国未成年人保护法》(2020 年修订)明确指出，学校、幼儿园应当对未成年人开展适合其年龄的性教育。由此可见，未成年人遭受性侵害的恶性事件已经被社会各界所重视，并获得立法保护。儿童遭受性侵害的原因，要从家长、幼儿园和儿童自身三方面来看。

从家长的角度来看，我国的家长大部分都缺少法律意识，没有对孩子进行性教育的能力和经验，很多家长只关心孩子的学习和起居，对"性"方面的管教和保护意识非常不到位。由于家长传统观念的影响，对孩子提出的性问题总是刻意回避，不好意思也不知到底应该如何解释。

从幼儿园的角度来看，我国并没有制定出系统、正规的性教育课程，更缺少对幼儿园教师的专业培训，所以教师在组织活动时总是忽视"性安全教育"这一方面，涉及性隐私的内容经常也是一带而过。另外，不同教师对待性教育的态度也存在差异，有些教师认为性教育的内容难以启齿，怕孩子太兴奋，而自己太尴尬；而有些教师则关注到了性教育的

---

① 中国少年儿童文化艺术基金会女童保护基金，北京众一公益基金会. 2020 年性侵儿童案例统计及儿童防性侵教育调查报告[R]. [2021-03-04]. http://all-in-one.org.cn/newsinfo/1213697.html.

重要性，但自身的能力和经验不够，也无法顺利开展。

从儿童自身的角度来看，一方面，由于年龄普遍较小，儿童缺乏辨别是非的能力，也缺乏必要的警惕和自我防范意识，无法抵抗零食、玩具的诱惑；另一方面，儿童的身体力量与成年人相差悬殊，根本无法进行自我保护。

■ 三、保健方法与注意事项

(一)幼儿园方面

生殖系统的保健渗透在幼儿园一日活动的方方面面，大致可分为人身安全、卫生习惯、自我保护几个方面。

在户外、早操等范围大、相对自由的活动中，教师要时刻提醒儿童学会自我保护，切忌磕碰，当男孩之间出现"互摸生殖器"的情况时要明确制止。在午睡和如厕活动中，要时刻提醒儿童养成良好的卫生习惯，要勤洗手，不要用手摸自己的生殖器官，坚持每天换内衣裤等。在集体教学活动中也要渗透性教育知识，通过视频、游戏等多种形式帮助幼儿理解性别角色的区别以及男女生殖器官的不同，同时强化儿童的隐私意识和自我保护意识，教会儿童自我保护的方法。

另外，幼儿园要肩负起应有的职责，加大学前儿童生殖系统保健和性安全教育的宣传力度，将儿童保护和防性侵教育纳入教学考核范围，督促幼儿园和老师认真教学，将知识落到实处。儿童的年龄和性教育知识的接受范围不同，因此有必要对不同的年龄段分设不同的知识教学体系。宣传方式也要丰富，如：面向社区可用黑板报、保健月报、健康讲座、经验交流等方式；面向家长可用保健信箱、热线电话、网上留言、个别交谈、小组活动、专家咨询等方式。

(二)家长方面

家长要熟练掌握儿童生殖器官的卫生保健方法。例如，在帮男童清洗外生殖器时，要注意以下方面。首先，家长要严格控制水温，男童的外生殖器是他全身温度最低的地方，因此水温控制在 40℃以内，以免烫伤。其次，男童的外生殖器布满了神经组织，且皮肤较脆弱，在清洗过程中一定要轻柔，切忌用力挤压或捏到外生殖器。外生殖器受热后会膨胀，尿道口也会随之张开，因此要避免过度刺激，否则可能会增加泌尿系统感染的概率。也有专家认为，过度刺激儿童的外生殖器，会导致儿童性倾向的活跃，增加性早熟的风险。

除此之外，家长也要与时俱进，及时更新和转变陈旧的观念，能主动学习正确进行性教育的方式方法。在家庭性教育中，家长可以多多依靠专业的绘本和动画，与幼儿园中的性教育活动相配合。例如，北京师范大学刘文利教授主编的《珍爱生命——幼儿性健康教育绘本》中，《我们的身体》和《奇妙的感觉》两册涉及了与生殖健康相关的教育内容。在《奇妙的感觉》一册中，绘本再次教育儿童应当保持身体的清洁，帮助儿童认识到清洁身体的重要性，不用脏东西触碰身体的开口，爱护身体，避免感染疾病。

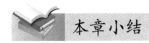

本章小结

　　生殖系统具有其独特的发育过程，男性和女性在生殖系统的结构和功能上体现出差异性，男性最重要的生殖腺是睾丸，女性最重要的生殖腺是卵巢，本章详细介绍了睾丸和卵巢的各项功能。其中，睾丸具有生精功能、内分泌功能和生理功能的调节，卵巢具有生卵功能、内分泌功能。男童和女童在生殖系统上的特点与成年人有所不同。学前儿童生殖系统的常见病主要包括先天畸形和性传播疾病两方面，详细介绍了先天畸形的种类，并通过对这两方面影响因素的分析，从幼儿园和家长两方面出发，探究学前儿童生殖系统的保健方法。

思考题

1. 简述男童和女童生殖系统的特点。
2. 举例说明卵巢和睾丸的功能。
3. 学前儿童生殖系统的保健方法有哪些？

第十一章 实验部分

本章学习目标

- 掌握人体组织、解剖及生理学的基础知识。
- 初步掌握组织解剖、生理学实验的一些基本方法和技能。
- 提高观察能力及动手操作能力。
- 学会规范书写实验报告。
- 学会严格执行实验操作规程，遵守实验室规章制度。

重点难点

- 实验的一些基本方法和技能。
- 观察能力及动手操作能力。
- 规范书写实验报告能力。
- 培养献身科学的精神和严谨治学的作风。

通过实验课教学使学生加深理解和掌握人体组织、器官、系统及生理学的基础知识与基本理论；初步掌握组织解剖和生理学实验的一些基本方法和技能；同时提高观察能力，自学能力，创造性思维能力，分析问题、解决问题能力及动手操作能力，培养严谨治学的科研作风。

要求学生完成规定的实验课学习任务，掌握基本的实验技术与方法，正确书写实验报告；同时严格执行实验操作规程，遵守实验室规章制度。建议学生课前充分预习实验内容；课上学生要认真听教师讲授、观察教师演示；实验过程中教师有针对性地分组指导；对实验效果较好的小组，及时发现并推广经验，以便带动其他小组。

第一节 人体组织解剖学部分

一、组织切片观察

(一)目的要求

掌握人体各系统的基本组成；各主要器官的外部形态、内部结构；了解人体基本组织和部分主要器官的显微结构。

(二)实验器材

实验器材包括显微镜、组织切片、各系统主要器官的标本模型。

(三)实验内容

(1) 单层柱状上皮(小肠切片)

柱状细胞、杯状细胞。

(2) 假复层纤毛柱状上皮(气管切片)

纤毛柱状细胞、杯状细胞。

(3) 疏松结缔组织

细胞、胶原纤维。

(4) 神经细胞(运动神经细胞分离装片)

细胞体、突起。

(5) 神经细胞胞体(脊髓横切)

细胞核、尼氏体。

(6) 大脑

锥体细胞、颗粒细胞。

(7) 心肌

横纹、肌纤维。

(8) 骨骼肌

横纹、肌纤维。

(9) 肺

肺小叶：各级支气管、细支气管、肺泡。

(10) 小肠

小肠绒毛：上皮层、小血管、平滑肌细胞。

(11) 肝

肝小叶：肝细胞、肝血窦。

(12) 肾

肾单位：肾小体(肾小球、肾小囊)、肾小管。

(13) 睾丸

睾丸小叶：曲细精管及各阶段的生殖细胞。

(14) 卵巢

各级卵泡：原始卵泡、生长卵泡。

二、运动系统标本模型观察

(一)全身主要骨的认识

(1) 颅骨：脑颅骨、面颅骨、听小骨

(2) 躯干骨：脊柱、胸骨、肋骨

(3) 上肢骨

上肢带骨：肩胛骨、锁骨

上肢游离骨：肱骨、桡骨、尺骨、手骨

(4) 下肢骨

下肢带骨：髋骨

下肢游离骨：股骨、髌骨、胫骨、腓骨、足骨

(二)主要关节

髋关节、膝关节、肩关节

(三)全身主要肌肉的认识

(1) 头颈肌：表情肌、咀嚼肌、胸锁乳突肌
(2) 躯干肌：胸大肌、斜方肌、背阔肌、膈肌、腹直肌
(3) 上肢肌：三角肌、肱二头肌、肱三头肌、前臂肌、手肌
(4) 下肢肌：臀大肌、股四头肌、股二头肌、小腿肌、足肌

三、神经系统标本模型观察

(一)中枢神经系统

1. 脊髓灰质

前角、侧角、后角

2. 脑干的外形

(1) 延髓：锥体、脑神经根、绳状体
(2) 脑桥：基底部、脑神经根、结合臂、脑桥臂
(3) 中脑：大脑脚、脑神经根、四叠体

3. 小脑的外形

(1) 绒球小结叶
(2) 小脑前叶
(3) 小脑后叶

4. 间脑

(1) 背侧丘脑
(2) 后丘脑：内侧膝状体、外侧膝状体
(3) 下丘脑

5. 大脑半球外形

三个沟(裂)：外侧沟、中央沟、顶枕沟

五个叶：额叶、顶叶、颞叶、枕叶、岛叶

(1) 半球背外侧面

额叶：中央前回，额上回、额中回、额下回

顶叶：中央后回，缘上回、角回

颞叶：颞横回

(2) 半球内侧面：中央旁小叶、距状沟
(3) 半球底面：嗅束、嗅球

(二)周围神经系统

1. 脊神经

(1) 前支：颈丛、臂丛、胸神经、腰丛、骶丛
(2) 后支

2. 脑神经

脑神经：嗅神经、视神经、动眼神经、滑车神经、三叉神经、展神经、面神经、位听神经、舌咽神经、迷走神经、副神经、舌下神经

四、感觉器官标本模型观察

(一)眼球

1. 眼球壁

(1) 外膜：角膜、巩膜
(2) 中膜：虹膜、睫状体、脉络膜
(3) 内膜：视网膜(黄斑、中央凹、盲点)

2. 内容物：房水、晶状体、玻璃体

(二)耳

(1) 外耳：耳郭、外耳道
(2) 中耳：鼓膜、鼓室、听小骨
(3) 内耳

五、循环系统标本模型观察

(一)心脏

1. 四腔心脏

(1) 右心房(上腔静脉、下腔静脉)。
(2) 右心室(肺动脉)。
(3) 左心房(肺静脉)。
(4) 左心室(主动脉)。

2. 房室口

(1) 左房室口[左房室瓣(二尖瓣)]。
(2) 右房室口[右房室瓣(三尖瓣)]。

(二)血管

全身大动脉：主动脉、主动脉弓、胸主动脉、腹主动脉。
全身大静脉：上腔静脉、下腔静脉。

六、呼吸系统标本模型观察

(一)呼吸道

鼻、咽、喉、气管、支气管。

(二)肺

左肺：上、下两叶。
右肺：上、中、下三叶。
肺门：支气管、肺血管。

七、消化系统标本模型观察

(一)口腔、咽、食管

(二)胃

胃小弯、胃大弯、贲门、幽门。

(三)小肠

十二指肠、空肠、回肠(回盲瓣)。

(四)大肠

(五)胰

(六)肝：左、右两叶

肝门：肝动脉、门静脉、肝总管。
肝静脉——下腔静脉。

八、泌尿系统标本模型观察

(一)肾

肾门：肾血管、输尿管。
肾实质：皮质、髓质、肾锥体。
肾窦。

(二)输尿管、膀胱、尿道

九、生殖系统标本模型观察

(一)男性生殖系统

(1)　睾丸。

(2)　附属腺体、输精管道。

(二)女性生殖系统

(1)　卵巢。

(2)　子宫、输卵管。

[实验报告]

记录实验观察的主要内容，掌握主要器官基本结构，根据自己对知识的理解思考并提出问题，讨论或通过查阅资料解决问题。

第二节　人体生理学部分

蛙的解剖.mp4

一、蟾蜍解剖观察

(一)目的要求

掌握两栖动物外形、皮肤和内脏器官的一般构造及水陆两栖的生活结构特点。练习解剖脊椎动物的方法。

(二)实验原理

用解剖针从枕骨大孔处插入，捣毁脑和脊髓，用大头钉固定在解剖蜡盘上，从腹部呈"工"字形剪开，观察各器官和系统。

(三)实验器材

实验器材包括蟾蜍、显微镜、解剖针、大头针、注射器、蜡盘、镊子、手术刀。

(四)方法与步骤

(1)　将蟾蜍用解剖针从枕骨大孔处插入，捣毁脑和脊髓。

(2)　将标本置于蜡盘上，腹面朝上，用大头针将四肢固定。

(3)　持镊子提起腹部后端的肌肉，用剪刀沿腹部中线稍偏右侧剪开腹壁，向前剪至肩带，向两侧拉开体壁，并分离左、右两块被剪开的皮肤与腹壁肌肉间的联系，在分离皮肤时，注意皮肤是否易于被分离。

(4)　用大头针将皮肤固定于蜡盘中，进行观察。

(5)　清洗、整理实验器材。

(五)观察结果

1．外形观察

蟾蜍皮肤粗糙，身体的背面具有大小不等的瘰粒(皮脂腺)。全体分头、躯干和四肢三部分，颈部不明显。头部略呈等边三角形。口位于头的前缘。头背面前端两侧的一对小孔为外鼻孔，其内腔为鼻腔，有鼻瓣可以启闭。眼大而圆，有上、下眼睑，在下眼睑的内缘，附有一半透明的瞬膜，其向上移动，遮盖眼球。眼后有一椭圆形隆起，为耳后腺。耳后腺下方圆形的薄膜为鼓膜，其内为中耳腔。蟾蜍头的两侧均无鸣囊(雄蛙具有)。躯干末端的孔为泄殖腔开孔，通常亦称肛门。

前肢分为上臂、前臂、腕、掌和指五部分，腕、掌和指合称为手。手有四指，另具一雏形拇指，隐藏于皮内，仅具一短小的掌骨，无指骨。后肢强大，分为大腿(股)、小腿(胫)、跗、跖和趾五部分，跗、跖和趾合称足。足有五趾，趾间有蹼，拇趾内侧有"距"。

2．内部观察

1) 循环系统

心脏位于体腔的前端，肝的腹面，被包围在具有两层囊壁的围心囊中，与体腔完全隔离。心脏可分为心室、心房、动脉圆锥和动脉窦四部分。动脉系统由动脉圆锥向前发出一对粗大的动脉干，每一干向前又分左、右三支，分别为颈总动脉、体动脉弓、肺皮动脉。静脉系统包括前大静脉、后大静脉、肺静脉、肾门静脉、肝门静脉、腹静脉六部分。

2) 呼吸系统

蟾蜍为肺皮呼吸，肺呼吸器官有鼻腔、口腔、喉气管室和肺。当蟾蜍呼吸时，空气自外鼻孔进入鼻腔，经内鼻孔而达口腔，鼻瓣关闭，口底上升而将空气压入喉门。喉气管室为自喉门向内的短粗的管。肺为一对似椭圆形的薄壁囊状物，内壁为蜂窝状，密布血管，具有弹性。

3) 消化系统

蟾蜍的消化系统由消化道及其附属的消化腺组成，消化道包括口腔、食道、胃、肠和泄殖腔等；消化腺包括肝脏、胰腺等。

消化道可观察到以下内容内鼻孔为口腔顶部紧靠上颌骨处的一对椭圆形的孔，与外鼻孔相通。耳咽管孔为口腔顶部两侧接近口角处的一对孔，与中耳腔相通。喉门为舌后方腹面隆起部分，中央有一裂缝即喉门。食道口为咽的最后部位，是食管的进口，与咽腔之间无明显界限。声囊孔为一对小孔，在多数种类雄蛙的口腔底部，耳咽管稍前方。舌为软厚多肉，扁阔而富有黏液，位于口腔底部，前端固着于下颌上，后端游离，呈叉状，能翻出口外捕捉食物。食道很短，开口于喉的背面，下端与胃相连。胃位于体的左侧，稍弯曲，前端稍粗，后端稍细，有一明显的紧缩部分即幽门，为胃与小肠的交接处。蟾蜍的肠分小肠和大肠。小肠又由十二指肠和回肠组成，起于胃后，弯向前方的一小段为十二指肠；由十二指肠向后折，经过几次回旋而达大肠的部分为回肠。大肠膨大而陡直，开口于泄殖腔。泄殖腔较大肠短小，为汇纳肛门、输尿管和输卵管(雌蛙)的管道。泄殖腔的腹面有膀胱开口。

消化腺可观察到以下内容肝脏位于胸腔的前端，呈红褐色，由较大的左、右两叶和较小的中叶组成。在肝脏背面，左、右两叶之间有一绿色近圆形的胆囊(内贮胆汁)，向外有两根输胆管，一根与肝管连接，接收肝脏分泌的胆汁；另一根与输胆总管相接，胆囊中的胆汁经此输入胆总管，输胆总管末端通十二指肠。在胃与十二指肠之间的肠系膜上有不规则的呈管状的淡黄色的胰腺，其分泌物为胰液，借输胆管而入十二指肠。提起直肠，在肠系膜上可见一褐色的圆形小体为脾脏。

4）泄殖系统

蟾蜍为雌雄异体，观察时互换不同性别的解剖材料。雄蛙泄殖系统包括肾脏、输尿管、精巢和脂肪体等。

雄性蟾蜍泄殖系统包括以下内容。肾脏为一对暗红色扁平器官，位于体腔的后部，贴近脊柱的两侧。肾的腹面镶腔的后部，贴近脊柱的两侧。肾的腹面镶嵌着一排橙黄色的肾上腺，为内分泌腺体。注意，在肾脏两侧均有一条细长的管道，为退化的输卵管。输尿管为沿肾的外缘向后延伸的一对管道，左、右两管在泄殖腔前合为胆总管后输入泄殖腔背壁，此管兼充输精管之用。膀胱位于胸腹腔后端，为泄殖腔腹面的薄壁囊状物，分左、右两叶通入泄殖腔，而不与输尿管相通。精巢为一对，位于肾脏的腹面内侧，近淡黄色，卵圆形，其大小常因个体与季节的不同而有差异。脂肪体位于生殖腺的前端，黄色，指状，其体积大小在不同季节变化很大，生殖季节脂肪体的体积很小，临近冬眠时期其体积很大。毕氏管器在精巢前方，绿豆大小，是性状不规则的退化卵巢。

雌性蟾蜍泄殖系统包括以下内容。雌蛙的排泄系统与雄蛙相似，但其输尿管只作输送尿液之用。生殖系统包括一对卵巢、一对输卵管和子宫。卵巢位于肾脏前端腹面，大小形状因季节不同变化很大，生殖季节极度膨大，内有许多黑色球形卵，卵巢外壁向外有许多皱褶。输卵管为长而迂曲的管子，位于卵巢的外侧，前端开口紧靠着肺底的旁边，状似漏斗；后端膨大成囊状，称为"子宫"，"子宫"开口于泄殖腔的背面。成熟的卵子由卵巢壁破裂而出，经体腔从喇叭口送入输卵管，在输卵管中包上一种胶质的膜，再输入子宫，等积累有相当数量时再由子宫送入泄殖腔，排出体外。

(六)实验报告

记录实验结果，画出蟾蜍的内部结构图，并标出各部分名称。

二、刺激神经肌肉收缩效应的实验

(一)目的要求

学习并掌握蟾蜍坐骨神经——腓肠肌标本的制备方法；观察神经肌肉兴奋收缩现象。

(二)实验器材

实验器材包括蟾蜍、常用手术器械、蛙板、固定针、培养皿、烧杯、滴管、玻璃分针、纱布、粗棉线、任氏液。

(三)基本原理

神经通过神经肌肉接头与骨骼肌发生联系，当神经兴奋后，其冲动传至坐骨神经末梢会引起与之相连的腓肠肌收缩。

(四)方法与步骤

1. 制备坐骨神经—腓肠肌标本

1) 毁脑与脊髓

①左手握蟾蜍，背部向上。②用食指按压其头部前端，拇指压住躯干的背部，使头向前俯：右手持毁髓针，由两眼之间沿中线向后方划触，触及两耳后腺之间的凹陷处即枕骨大孔的位置。将毁髓针由凹陷处垂直刺入，即可进入枕骨大孔。③将针尖向前刺入颅腔，在颅腔内搅动，以捣毁脑组织。如毁髓针确实在颅腔内，实验者可以感到针触及颅骨，此时的蟾蜍为单毁髓动物。④将毁髓针退至枕骨大孔，针尖转向后方，与脊柱平行刺入椎管，以捣毁脊髓。当彻底捣毁脊髓时，可看到蟾蜍后肢突然蹬直，然后瘫软，此时的蟾蜍为双毁髓动物。如蟾蜍仍表现出四肢肌肉紧张，活动自如，则必须重新毁髓。操作过程中应注意使蟾蜍头部向外侧，防止耳后腺分泌物射入实验者的眼睛内。

2) 剥制后肢标本

①将双毁髓的蟾蜍背面向上放在蛙板上。②左手持手术镊轻轻提起两肢之间背部的皮肤，右手持手术剪横向剪开皮肤，暴露耳后腺后缘水平的脊柱，横向剪断。③左手持手术镊提起剪开的脊柱后端，右手用手术剪沿脊柱两侧剪开体壁，再剪断下腹壁肌肉，自基部剪断内脏。④用蘸有任氏液的左手捏住断开的脊柱后端，右手向后方撕剥皮肤，同时弃其头部及内脏(至烧杯中)。⑤将干净的后肢放入盛有任氏液的培养皿中，清洗手及手术器械上的污物。

3) 分离两后肢

①将去皮的后肢腹面向上置于培养皿上，脊柱端在左侧。②用左手的拇指及食指压住标本的股部两侧肌肉，右手持手术刀于耻骨联合处向下按压刀刃，切开耻骨联合。③用手术剪剪开两后肢相连的肌组织，并纵向切开脊柱，使两后肢完全分离。也可以直接用左手托起标本，右手持剪直接剪开耻骨联合与脊柱。

4) 分离坐骨神经

①将一侧后肢的脊柱端腹面向上，趾端向外侧翻转，使其足底朝上，用固定针将标本固定在蛙板上。用玻璃分针沿脊神经向后分离坐骨神经。②于股部沿腓肠肌正前方的股二头肌和半膜肌之间的裂缝中，找出坐骨神经。③用玻璃分针轻轻挑起神经，穿线，并结扎。

5) 游离腓肠肌

①用手术镊在腓肠肌跟腱下穿线，并结扎。②提起结扎线，剪断肌腱与胫骨的联系，游离腓肠肌。

2. 观察刺激神经肌肉收缩现象

(1) 用有效刺激作用肌肉，观察肌肉收缩现象。
(2) 用有效刺激作用神经，观察肌肉收缩现象。
(3) 向神经施与单独的有效刺激，观察肌肉收缩状态。
(4) 向神经施与连续的有效刺激，观察肌肉收缩状态。

(五)实验报告

记录实验过程(包括实验方法步骤与结果)并做以下讨论。

(1) 刺激坐骨神经，腓肠肌为什么会收缩？

(2) 连续刺激后，肌肉呈现怎样的状态？原因是什么？

三、蟾蜍反射弧的分析

(一)目的要求

了解动物躯体反射现象出现的原理，掌握反射弧的基本构成，明确反射弧的每个结构都是反射活动必不可少的。研究并学习本实验方法。

(二)基本原理

完整的反射弧是反射的结构基础。反射弧的任何一部分缺损，原有的反射将不再出现。脊髓的机能比较简单，所以选用只毁脑的动物为实验材料。

(三)实验器材

实验器材包括蟾蜍、常用手术器械、支架、蛙板、小烧杯、培养皿、棉花、纱布、1%硫酸溶液、线、挂钩、清水。

(四)方法与步骤

1. 手术并悬挂蟾蜍

取一只蟾蜍，左手持蛙，右手持剪自口裂处剪去其头部，以毁脑(称脊蟾蜍)。腹部固定于蛙板上，如动物不能翻身则说明完全去脑。剪开右侧股部分皮肤，分离出坐骨神经穿线备用。

用挂钩钩住下颌，将动物悬挂于支架上，待动物后肢完全放松后实验。

2. 实验并观察

(1) 将盛有少许1%硫酸溶液的培养皿分别接触蟾蜍两后肢末端，使其长趾浸入硫酸溶液中，观察动物后肢是否出现屈反射。

(2) 用手术剪自左后肢足关节处环切皮肤，然后再用手术镊剥干净足上的皮肤。再用硫酸刺激去皮的长趾，记录反应结果。

(3) 剪断右后肢的坐骨神经，再用硫酸刺激右后肢的长趾，记录反应结果。

(4) 用手术镊用力夹左后肢肌肉，观察并记录反应结果。

(5) 用解剖针毁坏脊髓后再重复实验，记录结果。

(五)实验报告

记录实验过程和结果，以严密的逻辑推理方式分析说明反射弧的几个组成部分在反射活动中的作用，如表11-1所示。

表11-1 实验报告

操作步骤	反应现象	原因讨论
(1)分别刺激两下肢趾端		
(2)剥去左下肢皮肤，刺激左下肢趾端		

续表

操作步骤	反应现象	原因讨论
(3)剪断右下肢坐骨神经，刺激右下肢趾端		
(4)用镊子用力夹左下肢肌肉		
(5)捣毁脊髓，刺激左下肢趾端		
(6)捣毁脊髓后，再刺激右下肢趾端		

四、小白鼠解剖观察

(一)目的要求

观察小白鼠的外部形态特点，复习解剖的基本操作。

(二)实验原理

掌握颈椎脱臼法处死小白鼠的操作方法。观察小白鼠的腹腔及胸腔，内脏结构，包括心脏、肺、肝脏、胆囊、肾脏、小肠、横膈膜等脏器。

(三)实验器材

实验器材包括烧杯、解剖盘、解剖剪刀、镊子、解剖针、大头钉。

(四)方法与步骤

(1) 颈椎脱臼法。将小白鼠放入解剖盘中。左手拇指和食指按住小白鼠的颈椎，右手用力拉它的尾巴(一定要按住，并且用猛力拉，这样可以减轻它的痛苦)。由于颈椎第一节与颅骨脱臼，造成脊髓横断。小白鼠可以迅速地死去。但是大多数小白鼠会在脑死亡后仍然存在下肢抽搐等症状，为正常现象。

(2) 将小白鼠放在解剖蜡盘上，腹面朝上，用大头针将四肢固定在解剖盘上。从上至下沿腹部中线剪开皮毛后，可以见到赤褐色的腹膜，再剪开腹膜就可以看到被肋骨覆盖的胸腹腔。为了观察方便，可以将肋骨全部剪下，裸露出完整的胸腹腔，观察膈肌及小白鼠内部结构。

(3) 实验结束处理小白鼠，清洗、整理实验器材。

(五)观察结果

1. 外形观察

小白鼠整体分为头、颈、躯干、四肢和尾五部分，全身被毛。

2. 内部观察

1) 循环系统

心脏搏动，辨认左、右心房和左、右心室。小白鼠的心脏位于左、右肺叶的中间。剪开心包膜，看到圆锥形的心脏。上部是两个形似耳朵的心房，下部是心室。心房和心室交替收缩，左心室的壁比右心室的壁厚得多。

2) 呼吸系统

心脏两侧有海绵状肺，颈前方有长管状的气管，由不完全的软骨环支持，有弹性，气管下端分成两条支气管入肺。肺是玫瑰色的，呈海绵状，分左、右叶紧贴着肋骨。用解剖刀在气管上方切个纵切口，插入细玻管，向里吹气，可以看到肺叶扩张；停止吹气，肺便慢慢回缩。

3) 消化系统

撑开口腔有 4 枚门齿、12 枚臼齿和舌。提起颈前部的气管，看到肌肉质的食管穿过胸部和膈，连接口袋状的胃，胃下是肠，由肠系膜相联系着盘曲在腹腔内，腹腔前上方有紫红色的肝脏，右肝内侧有一个黄绿色的胆囊，胃下方有红色的脾脏。夹起小肠前段，可见一些分支的淡黄色腺体，即胰腺。用解剖刀轻轻划开肠系膜，把肠拉直，在细长的小肠和较粗短的大肠交界处有盲肠，在大肠里可以看到呈橄榄状的粪便。

4) 排泄系统

取出消化系统各部分器官，可见腹腔背面脊柱两侧紧贴体壁有一对紫红色豆形的肾脏，肾脏前下连着的细管为输尿管。输尿管与膀胱相通，膀胱是一个膨大的囊。

5) 生殖系统

雄鼠的腹腔下端的膀胱两边有一对白色卵圆形的睾丸，睾丸在繁殖期下降到阴囊中，睾丸各连一条白色、很细、不易看到的输精管，开口于尿道，通入阴茎开口于体外。雌鼠的腹腔背侧有一对较小的卵巢，常不易看到，在卵巢的下方呈"V"字形的输卵管和子宫清晰可见。

(六)实验报告

记录实验结果，画出小白鼠的内部结构图，并标出各部分名称。

五、损毁小白鼠小脑的观察

(一)目的要求

观察破坏一侧小脑而引起的肌张力，随意活动的变化以及平衡失调。

(二)基本原理

小脑是躯体运动的重要调节中枢，小脑前叶的主要机能是参与对骨骼肌张力的调节；小脑后叶的主要机能是协调，随意运动；绒球小结叶参与平衡功能。小脑具有大量传入和传出纤维联系，大脑皮层发向肌肉的运动信息和肢体执行运动时来自该肌肉的反馈信息，都投射到小脑的同一区域，使小脑能及时地对两种信息进行比较和整合，并向运动系统发出矫正信号，以调整肌肉的活动水平。因此，小脑虽不直接控制骨骼肌的收缩，但对由运动皮层而引起的随意运动起监视和矫正调节作用，使随意活动能协调、准确、富有节奏。

(三)实验器材

实验器材包括小白鼠、大头针、剪刀、试管、药棉、烧杯(200 毫升)、乙醚。

(四)方法与步骤

(1) 先观察小白鼠在实验桌上正常活动的情况。然后将小白鼠罩于烧杯内，放一个浸透乙醚的棉球，使其麻醉(注意防止麻醉过深)。

(2) 沿头部正中线剪开头皮，直达耳后部，以左手拇指和食指捏住其头部两侧。用棉花将顶间骨上一层薄的肌肉往后推压分离，使包于小脑外的顶间骨能更多地显示出来。通过透明的颅骨即可看到小脑的位置。

(3) 用大头针尽量远离中线处，穿透一侧顶间骨。进针约 2mm，将针伸向前方，自前向后将一侧小脑浅层捣毁。然后将针取出，以棉球止血。待小白鼠清醒后，观察其活动，注意其姿势不平衡的情况，以及肢体的屈伸和肌肉的紧张度。

(4) 将小白鼠再稍加麻醉后，将大头针自原处穿入伤侧小脑，增加进针深度，仔细地、尽量地、完全地捣毁该侧小脑(约 3mm 或稍深，过深易损伤延脑可使动物立刻死亡)。

(5) 取出针，用棉球止血，小白鼠清醒后再观察其活动情况。

(五)注意事项

(1) 手术过程中如小白鼠苏醒挣扎，可随时用装有乙醚、棉球的试管套在小白鼠嘴上追加麻醉，但要注意勿使其麻醉过深。

(2) 左手持小白鼠头部时，要防止将眼球挤出分离，肌肉也不能用力过大，以免过多损伤肌肉。

(3) 实验后，应将小白鼠处死后再抛弃。

(六)实验报告

作业记录实验结果，分析讨论每项结果产生的原因。

六、家兔解剖观察

(一)目的要求

通过对家兔的外形、骨骼的观察及内部解剖，掌握哺乳类躯体轮廓及消化、循环、泌尿和生殖等系统的结构特点；掌握哺乳纲动物的主要特征，理解其进步性特征。

(二)实验原理

将家兔处死是利用静脉注射空气致死。向静脉注射空气后，进入血液形成空气栓，空气栓随血流回流至右心室，然后被送到肺动脉，造成肺栓塞，大面积的肺栓塞使动物不能进行气体交换，发生严重的缺氧和二氧化碳潴留，导致猝死。

(三)实验器材

实验器材包括活家兔、解剖盘、注射器、镊子、手术刀、手术剪、骨钳。

(四)方法与步骤

1. 处死

取 10ml 注射器，抽入 10ml 空气，按住兔子，用酒精棉球将其一侧耳外侧毛擦湿，注射空气到耳缘静脉血管。兔子挣扎后死亡。

2. 打开皮肤

润湿腹部中间的毛，小心用剪刀从泄殖孔稍前方剖一横口，向上剪至颈部，用手术刀使皮肤和肌肉分离，将剥下的皮肤向左、右尽可能拉开，露出腹部。

3. 开腹腔

原位观察膈、胰腺、肝脏、各系统，观察肾脏冠切，从泄殖孔的切口处沿腹中线同样左右割开腹壁至胸骨剑突处，暴露腹腔。

4. 开胸腔

左手轻轻掀起胸骨，右手持骨钳在胸骨左、右侧剪断肋骨，暴露胸腔。

(五)观察结果

1. 外形观察

家兔身体分为头、颈、躯干、尾和四肢五部分。颈很短，躯干较长，背部有明显的腰弯曲。前肢短小，有 5 指；后肢较长，有 4 趾。尾短小，位于躯干末端，腹部腹面近尾根处有泄殖孔和肛门，肛门在后。

2. 内部观察

1) 各器官结构

唾液腺：兔子具有 4 对唾液腺(一般哺乳动物只有 3 对)，即耳下腺(腮腺)、颌下腺、舌下腺、眶下腺。耳下腺位于耳廓基部腹面前方的皮肤下面，淡红色；颌下腺是一种卵圆形腺体，位于下颌的后部两侧的内表面；舌下腺位于近下颌骨联合处，舌的下面，颌下腺的前内侧处；眶下腺是一对粉红色的腺体，位于眼窝的底部。

口腔和咽部：兔上唇中央有一裂缝，牙齿为异型齿，齿式 2.0.3.3/1.0.2.3=28，口腔顶部为硬腭，后部是软腭，软腭之后为咽部，咽部是食物和气体共同的通道。

胰腺：分散附着于(十二指肠)曲处的肠系膜上，为粉红色，分布零散而规则的腺体。

胃：囊状，横卧于膈肌后面，入口称贲门，出口称幽门。

小肠：肠管长而细，分为十二指肠、空肠和回肠三段，十二指肠呈"U"形，空肠和回肠界限不易区分。

大肠：分为盲肠、结肠和直肠三段。盲肠为大肠的起始段，肠管最粗大，相当于发酵罐，其末端有蚓突；结肠表面有横褶；直肠细长。

膈肌：呈粉色，上面血多有放射状红色细丝。

肾脏：移开胃后，可在其下观察到两肾，分布于两侧，其前端内缘各有一小的淡黄色扁圆形为肾上腺，由肾门伸出的一条白色细管为输尿管，与肾血管、神经管相伴行，向后通入膀胱的背侧。取下一颗肾脏做冠切后，可看到肾脏的构造：在最外侧颜色较深的为肾皮质，里面颜色较浅的为肾髓质，在动、静脉附近可观察到肾乳头、肾盂、两个肾小盏及位于中间的肾大盏。

肝脏：在膈肌的下面，呈红色的即为肝脏，翻开肝脏下方，用镊子轻轻拨开即可看到墨绿色的胆囊。

心脏：由左心房、右心房、左心室、右心室四部分组成，前部为左、右心房，呈红褐色；后部为左、右心室，呈圆锥形，其壁较心房厚。尤其是左心室最厚。左、右房室口有瓣膜，左边为二尖瓣，右边为三尖瓣，能防止血液倒流。沿心室剪开可观察到房室瓣腱索、乳头肌、三尖瓣等。

动脉：从左心室发出一条粗大的左体动脉弓，是全身的动脉主干。动脉弓发出到头颈部去的左、右颈总动脉和到前肢去的左、右锁骨下动脉。动脉弓向后弯曲，在胸腔的一段称为胸主动脉，穿过膈肌进入腹腔后，称为腹主动脉。从右心室发出的肺动脉分为左、右肺动脉入肺。在动脉弓和肺动脉基部有防止血液倒流的动脉瓣。

静脉：全身回流的静脉血通过一对前大静脉和一支后大静脉注入右心房。

雄性生殖器官：有睾丸一对，位于腹腔内，性成熟以后下降到阴囊内。睾丸通附睾，附睾移行为输精管，然后通入尿道。

雌性生殖器官：由一对卵巢、输卵管和子宫构成。卵巢很小，呈椭圆形；输卵管是一对弯曲的细管，向下移行为较宽大的子宫，如果受孕，子宫就膨大。左、右子宫在下端会合成阴道。

2) 各系统总结

消化系统：唾液腺(四对，即耳下腺、颌下腺、舌下腺、眶下腺)、口腔和咽部(口腔顶部为硬腭，后部是软腭，软腭之后为咽部)、胃、小肠(分为十二指肠、空肠和回肠三段)、大肠(分为盲肠、结肠和直肠三段)、胰腺。

呼吸系统：空气通过外鼻孔进入鼻腔，然后经内鼻孔入咽，再由咽进入喉门。喉门由几种软骨组成，喉与气管相接。气管以"C"字形软骨支撑。肺呈海绵状，分左、右两叶，位于胸腔内，左肺两叶，右肺四叶。

循环系统：心脏、动脉、静脉。

泌尿系统：肾脏(位于腹腔后面脊柱两侧，其内侧前缘有一肾上腺)、输尿管、膀胱。

生殖系统：雄性生殖器官、雌性生殖器官。

(六)实验报告

记录实验结果，画出兔子的内部结构图，并标出各部分名称。

七、ABO 血型的鉴定

(一)目的要求

(1) 明确血型鉴定的机理。

(2) 学习鉴定血型的方法。

(二)基本原理

血型是指红细胞的血型，是根据红细胞膜外表面存在的特异性抗原确定的。血清当中有抗体或凝集素，它与红细胞的不同抗原起反应，发生凝集。

(三)实验器材

实验器材包括采血针、酒精棉球、消毒牙签、显微镜、载玻片、抗 A 和抗 B 标准血清、生理盐水、吸管。

(四)方法与步骤

(1) 取一块清洁玻片，用笔分别在左、右上角写"A""B"。

(2) 用两个小吸管分别吸抗 A、抗 B 标准血清各一滴，分别滴入玻片相对应的位置。

(3) 用酒精棉球消毒后，用采血针采取少量血液，用两个牙签分别蘸取少许血液分别加入玻片两侧的血清中，分别搅拌，使之充分混合。

(4) 室温下静置 10～15 分钟后，观察有无凝集现象发生。根据血清凝集情况鉴定血型，如表 11-2 所示。

表 11-2　鉴定血型

抗 A 血清	抗 B 血清	鉴定血型
+	−	A
−	+	B
+	+	AB
−	−	0

(五)实验报告

记录实验过程，根据凝集状况鉴定血型，并说明原理。

八、人体动脉血压的测定

(一)目的要求

学习并掌握人体间接测压法的原理和方法。

(二)基本原理

测定人体动脉血压最常用的方法是间接测压法，是使用血压计在动脉外加压，根据血管音的变化来测量动脉血压。通常血液在血管内流动是没有声音的，但如给血管以压力而使血管变窄形成血液涡流时则可以发出声音。

这样，用压脉带在上臂给肱动脉加压，用听诊器在肱动脉处听取声音：①当外加压力超过动脉的收缩压时，动脉血流完全被阻断，此时听不到任何声音；②当外加压力低于动脉的舒张压时，动脉血流畅通，也听不到声音；③当外加压力低于动脉内的收缩压而高于舒张压时，则心脏收缩时，动脉内有血流通过，舒张时则无，血液断续地通过血管，形成涡流而发出声音。

(三)实验器材

实验器材包括血压计、听诊器。

(四)方法与步骤

(1) 受试者脱左臂，静坐 5 分钟。

(2) 松开打气球上的螺丝，将压脉带内的空气完全放出，再将螺丝拧紧。

(3) 将压脉带裹于左上臂，其下缘应在肘关节上约 3cm 处，松紧应适宜。受试者手掌向上平放于台上，压脉带应与心脏同一水平。

(4) 在肘窝部找到动脉搏动处，左手持听诊器的胸件置于其上。

注意：不可以用力下压。

(5) 听取血管音变。右手持打气球，此时注意倾听声音变化，在声音消失后再加压30mmHg，然后扭开打气球螺丝，缓慢放气，此时可听到血管音的一系列变化，声音从无到有，由低到高，而后突然变低，使压力降至为零。再重测 1 次后，将测定值填于表内。

(五)注意事项

(1) 测压时，室内须保持安静，以利于听诊。
(2) 戴听诊器时，务必使耳具的弯曲方向与外耳道一致，即接耳的弯曲端向前。
(3) 压脉带裹绕要松紧适宜，并与心脏同一水平。
(4) 重复测压时，须将压脉带内的空气放尽，使压力降至为零，而后再加压测量。

(六)实验报告

记录实验过程和结果，说明实验原理。

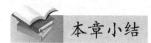

本章小结

本章提供的人体组织解剖学和人体生理学实验，都比较简单，供学前人体解剖课参考和借鉴。教师可以根据本专业课时情况酌情安排实验内容。人体组织解剖学部分有组织切片观察、运动系统标本模型观察、神经系统标本模型观察、感觉器官标本模型观察、循环系统标本模型观察、呼吸系统标本模型观察、消化系统标本模型观察、泌尿系统标本模型观察、生殖系统标本模型观察；人体生理学部分有蟾蜍解剖观察、刺激神经肌肉收缩效应的实验、蟾蜍反射弧的分析、小白鼠解剖观察、损毁小白鼠小脑的观察、家兔解剖观察、ABO 血型的鉴定、人体动脉血压的测定等。学习这些实验的目的是使学生初步掌握人体解剖生理学的实验解剖方法和技能，理解结构和功能的统一关系。

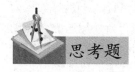

思考题

1. 通过鉴定血型实验，请分析："O 型血是万能的献血者，AB 型血是万能的受血者"这句话对吗？
2. 从解剖蟾蜍、小白鼠、家兔实验中，分析动物各系统的进化。

参 考 文 献

[1]   左明雪. 人体解剖生理学[M]. 3 版. 北京：高等教育出版社，2015.
[2]   麦少美，高秀欣. 学前卫生学[M]. 上海：复旦大学出版社，2009.
[3]   廖亚平. 儿童解剖学[M]. 上海：上海科学技术出版社，1987.
[4]   王永贵. 中国医学百科全书(解剖学)[M]. 上海：上海科学技术出版社，1988.
[5]   李静. 学前卫生学[M]. 北京：北京师范大学出版社，2015.
[6]   张劲松. 学前儿童常见疾病[M]. 上海：复旦大学出版社，2013.
[7]   郭光文，王序. 人体解剖彩色图谱[M]. 2 版. 北京：人民卫生出版社，2008.
[8]   杨洁. 家兔外形观察及内部解剖[R]. 吉林大学国家级生物实验教学示范中心实验报告.
[9]   上海第一医学院. 人体生理学[M]. 北京：人民卫生出版社，1979.
[10]   延慧敏. 学习《人体解剖生理学》的几点建议[J]. 课程教育研究，2019(8).
[11]   解景田，等. 生理学实验[M]. 3 版. 北京：高等教育出版社，2010.
[12]   曾小鲁，等. 人体组织解剖学实验[M]. 北京：高等教育出版社，1981.
[13]   万钫. 学前卫生学[M]. 3 版. 北京：北京师范大学出版社，2012.
[14]   赵轶千，王雨若. 生理学实验指导[M]. 北京：人民卫生出版社，1985.
[15]   刘方. 人体解剖学[M]. 2 版. 北京：人民卫生出版社，1989.
[16]   王萍. 学前儿童保育学[M]. 北京：清华大学出版社，2015.
[17]   丁文龙. 系统解剖学[M]. 9 版. 北京：人民卫生出版社，2018.
[18]   王卫平. 儿科学[M]. 北京：人民卫生出版社，2018.
[19]   代晓明，等. 学前儿童卫生学[M]. 上海：复旦大学出版社，2016.
[20]   常波. 运动与下丘脑-垂体-性腺轴(之一：下丘脑-垂体-性腺轴的调控)[J]. 沈阳体育学院学报，
       2005(05)：13-17.
[21]   马明福，等. 683 例病残儿泌尿生殖系统出生缺陷种类分析[J]. 中国妇幼保健，2015，30(19).